関節が10歳若返る「骨ナビ」健康法

膝痛・腰痛・肩痛が嘘みたいに消える!

長谷川 智

ワニブックス【PLUS】新書

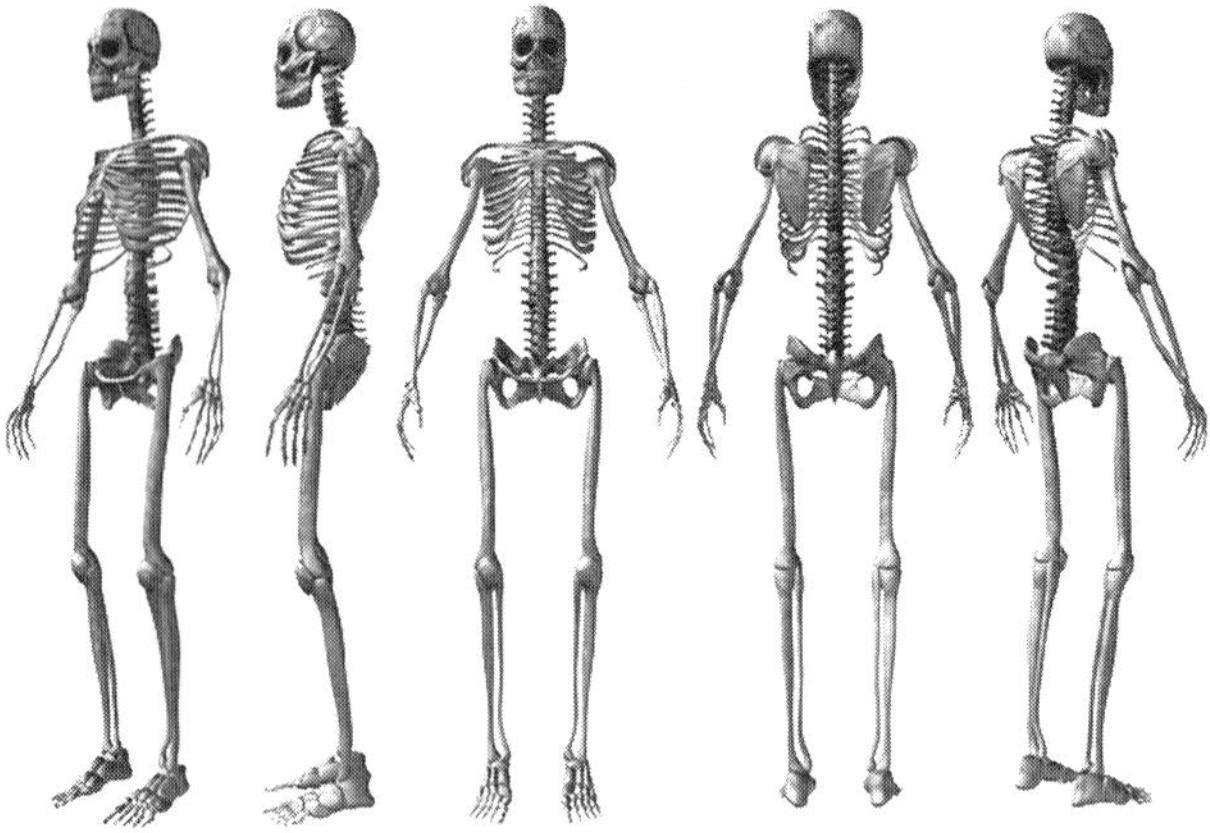

はじめに

はじめまして。長谷川智です。桐朋学園大学音楽学部で体育を教えています。また桐朋中・高等学校のバスケットボール部でコーチをしていますが、**実は私、「山伏」です。**

学校の先生が山伏、とは少々奇妙な紹介になりましたが、私が学校で講師やコーチとして生徒たちに教えていることと山伏であることには、とても深い関係があるのです。

修験道の世界に身を置いて、およそ25年が経ちました。そもそもは大学院時代に、ヨガに関する研究をしていた際、師匠から、出羽三山で開かれている山伏の修行体験を勧められたのがきっかけです。興味本位での参加でしたが、その一度の体験ですっかり修《しゅ》験道《げんどう》の世界に魅了され、今は夏の間、ほとんどを山で過ごす生活です。

本書では、骨と関節を調整することで、体の痛みや不調を防ぎ、また改善する、いわば骨に注目した〝**身体の使い方のコツ**〟を紹介していますが、私が「骨と関節こそ身体調和の根幹である」という考えに行き着いたのは、山伏の世界に入り、その卓越した身体調整の知恵や技を、身をもって知ったからです。

もともと私は筑波大学と、同大学院時代から体育科学の分野を専門としており、そこで、筋トレやストレッチによる「西洋的な」身体の鍛練法、調整法を学んでいました。しかしその一方で、当時からヨガや整体、古武術といった「東洋的な」身体の鍛え方、使い方に対しても、憧憬に近い関心を抱いていたので、山伏が整体のような手技や操体法、逆モーション療法といわれる手法を使い、いともたやすく身体の痛みを取り除いていく様を目にしたときは、まさに「これだ」というインスピレーションを強く感じたものです。以来、「**健康の源は、骨にあり**」との思いで研究と研鑽を重ねる日々です。

さて、あなたは「山伏」と聞いてどんなイメージを持ちますか？　恐らく多くの方が、法螺貝《ほらがい》を片手に白装束をまとい、山中を駆け回る天狗のような姿を思い浮かべるのではないかと思います。そんな皆さんに、山伏とはどんなものか、少しお話ししておきましょう。

もともと日本には、古くから大自然と信仰が結びついた自然崇拝が存在しました。なかでも、ご神体とされた「山」は聖なる場所として崇められ、山中で修行を積むことで霊的な力が得られると信じられてきました。これが、いわゆる山岳信仰です。

そんな日本古来の山岳信仰と大陸から伝わってきた仏教が結びつき、7世紀末の飛鳥時代に始まったとされる山岳宗教が修験道です。そして、山を崇拝し、険しい山中で厳しい修行に身を投じ、心身を鍛える者たち——それが山伏です。

山伏の修行は、荒い岩肌が切り立つ険しい山中を一昼夜歩いたり、何十メートルもの高さから落ちてくる滝の水で体を打ったりと、とにかく過酷極まりないものです。

しかし山伏は、そう簡単には足腰を痛めたり、体を壊したりはしません。なぜでしょうか。それは、来る日も来る日も厳しい修行を繰り返す山伏が、およそ1400年というその長い歴史のなかで、荒行に耐えうるよう、身体の負担にならない身のこなし方や、疲れをため込まず、不調から回復する術を自然に体得していったからにほかなりません。

私が学校で生徒たちに教えていることも基本的にこの山伏の術と同じことで、「**身体にいかに余計な負担をかけないか**」ということです。ほんの少し身体の動かし方を変えることで、疲れにくくなるだけでなく、ピアノを弾く指先の動きが滑らかになる、バスケットボールでパスの飛距離が延びるなどの効果があります。このように山伏の知恵のなかには、現代の生活でもいろいろと役立つことが多いのです。

本書で紹介するのは、まさにそうした山伏の知恵に基づく身体理論とその実践法です。理論だ、法だ、というと大仰に聞こえるので、〝身体の使い方のコツ〟といっておきましょう。そして、それは決して難しいことではありません。自分の身体の構造さえ知っていれば、誰にでも簡単にできることです。

たとえば、食後に行う歯磨きを想像してみてください。歯を磨くことで虫歯を防ぐという意識が「知恵」で、歯を磨くという行為そのものが「技」に当たるでしょう。しかし実際には、歯磨きは、知恵や技という特別なものではなく、誰もがごく当たり前に生活のなかに取り入れている習慣的なことですね。

本書では、骨への意識と身体の動かし方を身につけるだけで、腰や肩、膝などの不調と決別し、10年、20年後も気持ちよく動かせる身体をキープし続けていくコツをお伝えしたいと思っています。**私はこれを「骨ナビ」と名付けました。**骨を健康的に、正しくナビゲーション（舵取り）するというわけです。

もちろん、バリバリ身体を鍛えて健康になろう、という話ではありませんからご安心ください。40代、50代はもちろん、60代、70代の人でも労なく楽に取り入れられる「知恵」と「技」ばかりです。痛み知らずの身体、自由に動かせる身体で、ぜひいつまでもいきいきと健やかに過ごされることを願っています。

長谷川 智

自分で身体の痛みをとる、治す

膝の痛みの原因は腰にあるかもしれない

骨や関節の存在を意識するだけで身体はサビない

〝痛気《いた》持ちいい〟は身体によくない

とにかく痛くない方向に動かせばＯＫ

なってしまった「痛い！」を改善するカンタン「骨ナビ」体操

・膝痛を改善する体操

・腰痛を改善する体操

・肩痛を改善する体操

不調をため込まないための30秒整体術

・目のかすみをとる

・集中力を高める

・指先の疲れをとる

・手足のだるさをとる

・眠気をとる

●本書に掲載している体操や整体術を実践する際は、
無理をせず、必ず「気持ちいい程度」を守って行うようにしてください。

編集協力　森 麻子
骨格イラスト　ヒヌマデザイン、川東伸一郎
イラスト　細川夏子
企画協力　有限会社パワーハウス

第1章　寝たきり予備軍になるな

～身体の不調は骨の歪みから～

いつでも満員御礼、大繁盛の整形外科

この本を手にしてくださった読者のなかに、今まで整形外科に通ったことは一度もないという人は、ほとんどいらっしゃらないと思います。

少なくとも、過去に一度や二度の通院はあるかと思います。なかには、定期的に通っているという方もおられるかもしれませんね。

また、整形外科ではなくても、整体やカイロプラクティックなどのお世話になったことがある、という人もいることでしょう。

大病院だろうと町の小さな個人医院であろうと、整形外科という場所はいつ行ってもたくさんの患者さんであふれかえっています。

お年寄りが多く目につきますが、40～50代の患者さんの数も負けてはいません。

肩こりがひどくて首が回らない、腰が痛くて起き上がれない、膝が痛くて歩けない…など、症状や程度は千差万別ですが、とにかくある程度の年齢を過ぎれば、整形外科のお世話になるような症状が、身体のどこかに出てくるものなのです。

それは一種の生活習慣病といってもいいでしょう。長い間の生活習慣によって身体のバランスが崩れ、それが身体のある部分に負荷をかけて痛みや凝りとなって現れてくるということです。ここでいう生活習慣とは、歩くとか座るなどのごく日常的に私たちが繰り返して行う動作です。人の動作にはそれぞれ癖があって、私たちは多かれ少なかれ無意識のうちにアンバランスな、身体の一部分だけに負荷がかかるような動きをしています。それが長い間積もり積もった結果、肩こりや腰痛となるのです。

こうした身体のアンバランスな動きをバランスのよい動きに変える、あるいは、凝りや痛みのあるアンバランスな身体をバランスのよい身体に修正する、という考えが、私の提唱する「骨ナビ」です。バランスよく、正しく身体を動かすだけで、身体はずいぶんとラクになります。もちろん、肩こりや腰痛の予防にもなります。

あなたにも忍び寄る「ロコモ」の黒い影

ところで、今、中高年層を中心に話題になっている言葉をご存じですか？　その言葉とはこちらです。

ロコモティブ・シンドローム(Locomotive Syndrome)――通称「ロコモ」。

Locomotiveとは英語で「機関車」という意味もありますが、医学的には、骨、関節、筋肉などの運動器を指す言葉です。ロコモティブ・シンドロームを日本語に訳せば「運動器症候群」となるでしょうか。ごく簡単に説明すると、「骨や関節、筋肉など、人間の身体の動きに関わる運動器の障害のために、要介護や寝たきりになる危険の高い状態」というのが、「ロコモ」が意味するところです。

足腰が不自由になり、杖をつかないと歩けない、手すりがないと階段を上れない、といったいわば「寝たきり予備軍」です。

厚生労働省研究班の調査結果によると、日本の「ロコモ」推定人口は全国でおよそ4700万人。

しかも、このうちのおよそ6割は、とりわけ痛みなどの自覚症状がなく、自分が「ロコモ」に認定されるような「運動器の問題」を抱えていることに気づいていない、という実態もわかったそうです。

当然、この「無自覚ロコモ」の割合は、若い世代ほど高くなっています。

まさに「ロコモ」は「メタボ」に並ぶ、新たな国民病ということができるでしょう。

この「ロコモ」を防ぐためには、日頃から「身体を上手に使う」ことが大切になってきます。身体を上手に使うとは、つまり、バランスよく体を動かすということ。逆に言えば、日頃はアンバランスな体の動きをしているということです。どうも現代人は、便利な生活を享受する一方で、それと反比例するかのように、身体を上手に使う感覚が鈍っているように思えてなりません。

50代の半数が寝たきり予備軍!?

それにしても、自覚のあるなしにかかわらず、国民のおよそ3人に1人が、腰や膝などの関節に問題を抱えているという事実には、驚かされます。

これなら、整形外科がいつも満員御礼、大繁盛、というのにもうなずけるというものです。

しかし、もうひとつ注目したいのは、「ロコモ」の推定患者数を年代別に調べたという調査結果です。

70〜80代ではほぼ100％、50代で約50％、そして40代で約40％。

40代で既に40％ほどの人がロコモ、要するに、骨や関節に問題があり、将来、寝たきりになるかもしれない「寝たきり予備軍」だという事実はなかなか衝撃的です。

とはいえ、足腰に痛みがあるなどの自覚症状がまるでない人が、「あなたも、寝たきり予備軍ですよ！　将来、寝たきりになるリスクが高いですから、注意しましょう」などと言われても、ピンとこないかもしれませんね。

しかし、交通事故や運動中の故障やケガなどを除けば、歩行が困難になるほど重篤な骨や関節の障害は、そう突然に生じるものではありません。たいていの障害は、長い年月を経て露呈してくるものです。

骨や関節に多少の問題が生じていても、多くの場合、その自覚症状がないので適切な対応をとることなく、そのまま放置してしまいます。

また、たとえ「肩が凝る」「なんとなく腰がだるい」といった多少の自覚症状があっても、若い人であればあるほど、「最近、肩が凝るんだよね。パソコンのしすぎかなぁ」、「朝、起きると腰が痛いんだけど、歳のせいかしら」というように、その身体のシグナルを軽く考えて、そのままにしてしまうということもあります。

確かに、若い人であれば、多少の不調があってもまだ身体が動かないわけでもないでしょうし、湿布でも貼ってしばらくおとなしくしていれば、いつの間にか症状が消えていることだってあるでしょう。

しかし、その結果、知らず知らずのうちに症状を悪化させ、10年後、20年後に、大きなツケとなって返ってくるというケースが決して少なくないのです。

80歳を過ぎて、歩くことに支障をきたすほどの深刻な膝の痛みが出た人も、その歳になって、ある日いきなり膝が悪くなったというわけではないでしょう。

それほどの症状に至る前から、膝の不調はあっただろうし、さらには、自覚症状が出るずっと前、5年、10年、あるいは20年も前から、既に膝の骨や関節には何らかの問題が生じ始めていた、ということです。

自覚症状がないまま、そして、症状が現れても、「歳だからしかたない」といったなかば諦めに近い思いから、適切な処置をしないで放っておいた結果、じわりじわりと症状が悪化し、最終的には、生活に支障が出るほどまで膝の状態を悪くさせてしまった、というケースは特別なことではないのです。

毎日酷使されている関節は故障しやすい

「健康は骨から」というのが私の持論です。

骨、いわばヒトの身体の「柱」ともいえる骨格がバランスよく上手に機能していれば、人は健康で、そうかんたんにロコモにも寝たきりにもならないのではないかと思っています。

骨が健康であるからこそ、私たちは自在に体を動かすことができます。しかし、それゆえに骨が酷使されやすいことも確かです。

ご存じのとおり、骨と骨とのつなぎ目は関節と呼ばれ、その数は200とも300ともいわれています。このたくさんのつなぎ目があるからこそ、私たちは身体を自由自在に折り曲げたり、向きを変えたりすることができるのです。

たとえば、手の指には第一関節、第二関節、付け根の関節がありますが、もし指に関節がなかったらどうなるでしょう？

指は1本の棒きれと化します。これでは、指を器用に動かすことはできません。

体中に、たくさんの関節があるおかげで、身体はきめ細かな動きをすることが可能になっているのです。

ところで、ドアの蝶つがいは、その構造や動きが人間の関節とよく似ていますね。蝶つがいは、ドアが開け閉めされるたびに、開いたり、閉じたりして動いています。毎日、何回も何回もこの動きが繰り返されるので、動きが悪くなることがよくあります。

人間の関節も同じです。

私たちが身体を動かすたびに、関節も毎日、何十回あるいは何百回と、クセのある同じ動きを繰り返しているので、ドアの蝶つがいと同じように、ゆるんだり、歪んだりして、動きが悪くなりやすい場所なのです。

なかでも、肩、腰、脚の付け根(股関節)、膝というのは、特に故障が起きやすい場所です。家の中でも、開け閉めする回数が多いドアの蝶つがいほど壊れやすいものですが、それと同じことが身体の関節についてもいえます。やはり、日常的によく使う関節ほど、不調になりやすいのです。また、動かさない関節は歪んだまま固まってしまいます。

関節に問題が起きると、それはたいてい、凝りや痛み、あるいは、その関節に関わる筋肉の張りとなって現れます。

ドアの蝶つがいなら、調子が悪くなるたびに、取り換えてしまえばいい話ですが、身体の中の関節となると、そうはいきません。

こんなときは、この身体からのシグナルを見逃さず、すぐにメンテナンスをすることが大切です。症状が軽いうちに不調を取り除いていかないと、関節に生じたゆるみや歪みはますます大きくなり、その結果、凝りや痛みといった症状を悪化させてしまうことになるからです。

骨の歪みは万病のもと

古くから、東洋医学では、「気・血・水」の3要素が重視されています。「気」とは身体を流れるエネルギー、「血」は文字どおり血液を、「水」とは、体内にある血液以外の水分を指し、リンパ液、涙、尿などを意味しています。

この「気・血・水」の3つがバランスよく身体の中を流れることが、健康な身体を維持するための必須条件と考えられています。

そして、骨や関節に歪みが生じると、身体の中の「気・血・水」の流れがとどこおり、3つのバランスが崩れる、と東洋医学では考えます。そのため、骨の歪みは身体全体の健康に由々しき問題を引き起こすものとして、非常に重要視されています。

ですから、整体では、ただ単に骨の歪みを整えて、凝りや痛みといった不快症状を取り除くということだけでなく、骨の歪み、ひいては身体の歪みを解消し、身体のとどこおりをなくすことで、「気・血・水」の流れを改善し、健康な身体に導くということまでを目的としています。そして、それこそが整体による健康法の根幹になっています。

実際、骨にずれや歪みが生じることの弊害は、肩こり、腰痛、膝痛などといった不調を引き起こすだけではありません。

関節に歪みがあるということは、骨格に歪みがあるということです。身体の歪みは、体内にある血管やリンパ管、あるいは神経を圧迫する原因になり、その結果、血液やリンパ液の流れを悪くして、血行障害による冷えや胃や腸などの内臓の機能低下を招いたり、手足のしびれや痛みを引き起こしたりすることもあります。

骨の歪みは身体にありとあらゆる問題を引き起こす原因になりうるものだということがおわかりいただけたでしょうか。

まさに、骨の歪みは万病のもとでもあるのです。

くれぐれも、「たかが肩こり」「たかが腰痛」とあなどってはいけません。

身体の凝りや痛みはマッサージでは治らない

みなさんは、肩や腰に凝りや痛み、張りを感じたとき、どのように対処しているでしょうか？

それがよほどひどく、生活に支障をきたすほどのものでない限り、すぐに病院や整体院に駆け込むようなことはしないのではないでしょうか。

まずは自分で軽くマッサージをしたり、ストレッチをしたり、あるいはゆっくりとお風呂に入って身体を温めたり、痛み止めの湿布を貼ったり……といったことを試してみる方が多いのではないかと思います。

確かに、マッサージやストレッチで、筋肉をもみほぐすことはできます。入浴で身体を温めれば、血行がよくなるので筋肉の張りは和らぐでしょう。湿布ならその鎮痛作用で、痛みそのものをとることも可能です。実際、こういった対処法で、一時的に症状が改善されることも多々あります。しかし、またしばらくすれば、同じ場所に同じような症状が現れてきます。

なぜなら、肩こりや腰痛の根本原因は肩や腰の周辺にある関節に生じたずれや歪みにあるからです。

関節の隙間が広すぎたり、狭すぎてバランスが悪かったり、関節のかみ合わせがずれてスムーズに動かなくなっていたりすると、いくら筋肉の痛みや張りを取り除いても、その根本原因である関節のずれや歪みを解消しない限りは、肩こりや腰痛といった身体の不調を抜本的に改善することはできないのです。

肩こりや腰痛は生活習慣病だ

肩こりや腰痛も症状が深刻になり、自分の力だけではどうにもならないと判断すれば、いよいよ整形外科の病院や整体院、カイロプラクティックなどの門を叩くことになります。

前述したように、肩こりや腰痛などの根本原因は周辺関節のずれや歪みにあることが大半なので、そのずれや歪みを調整することを目的とする整体やカイロによる施術は、根本治療として有効です。

しかし、せっかく整体やカイロの施術によって、身体の不調が取り除かれても、数年、あるいは数カ月後には、また同じ症状に悩まされるようになる人が少なくありません。

1つの場所に同じ症状が起きるということは、その関節に以前と同じようなずれや歪みが生じているということを表しています。

なぜ、こういうことが起きるのでしょう？

答えは簡単です。その関節にずれや歪みを生じさせるような動きを、その人自身がしているからです。

関節にずれや歪みが生じる原因は、多くの場合、その人自身が身につけてしまっている身体の動かし方の癖にほかなりません。

人にはそれぞれ、歩き方や座り方の姿勢や行動パターンに癖のようなものがあります。たとえば、歩くときは親指の付け根で地面を強く蹴りあげるようにして歩いているとか、座るときはいつも右脚を左脚の上にのせて組んでいるといった癖です。

こういった癖は、ふだん、自分ではあまり意識していないことが多いのですが、よくよく思い起こしてみれば、いくつか思い当たるものがあるのではないでしょうか。

こういった癖があると、関節にずれや歪みが生じやすく、長い年月のうちには、不均衡な状態のまま関節が固定化されてしまうこともあります。

要するに、関節のずれや歪みは、「身体の動かし方」という生活習慣の癖から生じるものだということです。

動脈硬化や心筋梗塞が「食事内容」や「喫煙」などの生活習慣から引き起こされる生活習慣病であるのと同様、関節の歪みによって生じる肩こりや腰痛も、ひとつの生活習慣病であると考えることもできます。

ですから、いくら整体などで関節をいい状態に戻しても、その後、生活のなかでまた同じ身体の動かし方を繰り返していると、同じ関節に同じ歪みが生じ、再び、同じ不調が身体に現れてきてしまうのです。

骨こそが人間を支える「柱」である

私が提唱する「骨ナビ」の極意を簡単に言えば、「骨を意識して身体を動かし、身体全体のバランスを調整する」ことです。

「骨を使って身体を動かす」と聞いて、「え？　骨で身体は動かせないでしょ？　身体は筋肉が動かしているんでしょ？」と思った人も多いでしょう。

はたして、本当にそうでしょうか？

身体が動くメカニズムを、腕を例に説明するなら、まず脳から腕の筋肉に指令がくだり、筋肉がその指令通りに伸びたり縮んだりすることで、腕が思った通りに動く、ということになります。ですから無論、骨を意識して動かしたからといって筋肉が収縮しないわけではありません。

では、ここで身体の構造に視点を移して少し考えてみましょう。

身体をひとつの構造体だと考えると、骨は身体を支える支柱、関節は２つの支柱の先端同士をつなぐジョイントと考えることができます。

そして筋肉は、隣り合う２つの骨を橋渡しするように結ぶロープのような役割です。ゴムのように伸縮してその２つの骨を引き寄せたり、離したりすることで、骨を関節部分で動かしています。

どれかひとつが欠けても、身体を動かすことはできません。骨、関節、筋肉の三者が、実にうまく協調しあって、身体を動かしているからです。

身体の中には骨があり、身体はその骨に支えられている。まさに骨は身体の支柱。もし、人間の身体の中に骨がなかったら、クラゲやタコのようにフニャフニャになって、動くことはおろか、姿勢を維持することもできなくなるでしょう。

こんなことはみなさんにとって、ごくごく当たり前のことだと思われるかもしれません。しかし、意外とこの当たり前のことが、きちんと意識されないまま見過ごされているのが実情です。

ケガや痛みがない限り、ふだんはその存在をあまり意識されることがない「骨」や「関節」ですが、身体を支える重要な役割をしている存在であったことに気づいていただけたでしょうか。

実は、身体の中に「骨」や「関節」という存在があることに気づくことが、筋肉に頼らずに「骨」で身体を動かすコツをつかむための大きな第一歩となります。

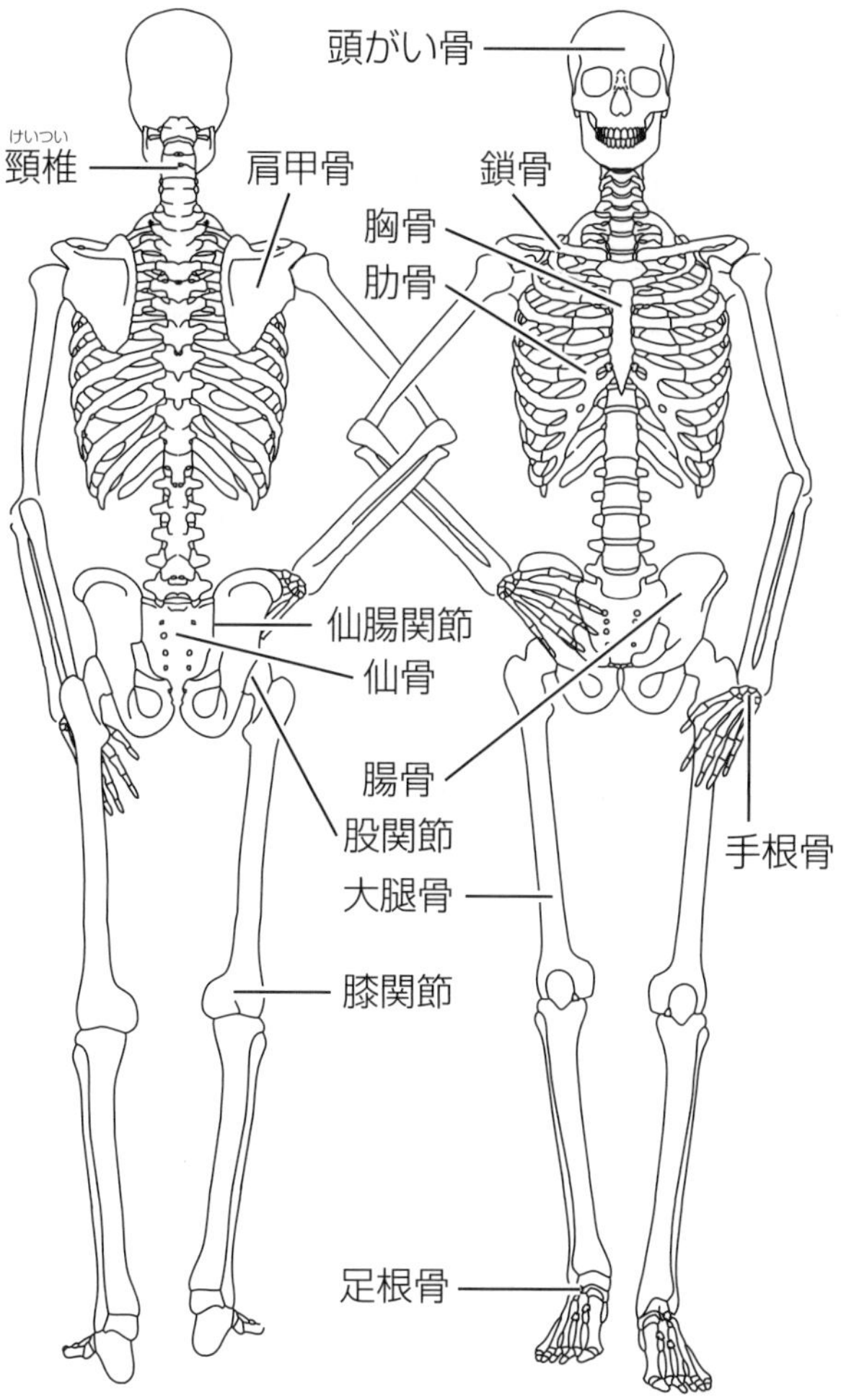
頭がい骨
頸椎《けいつい》
肩甲骨
鎖骨
胸骨
肋骨
仙腸関節
仙骨
腸骨
股関節
手根骨
大腿骨
膝関節
足根骨

ちょっと骨休め ①

あなたも「寝たきり予備軍」!? ロコモチェック

次のうち、ひとつでも当てはまれば
ロコモティブ・シンドローム(P.17〜19参照)
である心配があります。

1. 家の中でつまずいたり滑ったりする

2. 階段を上るのに手すりが必要である

3. 15分以上続けて歩くことができない
（1キロメートルを想定）

4. 横断歩道を青信号のうちに渡りきれない
（歩行速度が秒速1メートルあれば渡れる）

5. 片脚立ちで靴下がはけない
（動作をしながらのバランス能力）

6. 2キログラム程度の買い物をして持ち帰るのが困難である
（1リットルの牛乳パック2個程度を想定）

7. 家のやや重い仕事が困難である
（掃除機の使用、布団の上げ下ろしなど）

※無理に試して転んだりしないよう、十分注意してください。
※既に腰や関節の痛み、筋力の衰え、ふらつきなどの症状が悪化している場合には、まず医師の診察を受けるようにしてください。
※この「ロコモチェック」の項目は、2010年3月時点のものです。運動器や介護予防に関する研究の進捗に合わせて、今後変更されることがあります。
※参考資料：社団法人日本整形外科学会制作
「ロコモパンフレット2010年度版」

第2章　私たち、「骨ナビ」で幸せになりました！

～実感エピソード集～

実感例1●サッカー部所属の男子中学生
「痛いところを回すのをやめたら、股関節の痛みが治った！」

桐朋中学校・高等学校のバスケ部コーチを務める私のところには、他の運動部からも、部活動で生じた身体の故障について相談をしに、多くの生徒がやってきます。

ある日、中学校サッカー部に所属する男子生徒が、股関節《こかんせつ》の痛みを訴えてやってきました。

サッカーは、脚でボールを蹴ることが主のスポーツですから、脚全体への負担が大きく、選手は足首や膝、股関節の不調を抱えることが多くなります。さらに、一方は利き足として、他方は軸足として使われることで、左右の脚にアンバランスが生じやすくなります。

相談にやってきた生徒も、利き足である右の股関節に痛みを抱えていました。

ある程度、マッサージをしてあげると、「ありがとうございます。だいぶ楽になりました」と言って帰っていくのですが、翌日になると、またすぐに同じ場所が「痛い」と言ってやってきます。それが、数日続きました。

最初は、サッカーのフォームに問題があるせいかと思い、彼が練習する姿を注意深く観察することもしていたのですが、これといってフォームに問題があるようにも見えません。

その原因についてあれこれ考えた末、あるとき、その生徒にひとつ質問をしてみました。

「君は、早く足の痛みをとろうと思って、痛い股関節をグリグリ動かしたりしてない？」

彼は一瞬、ポカンとした表情を浮かべて考えていましたが、すぐに「はい、やってます」と答えました。

なるほど、それか……と、そのときやっと原因がはっきりしました。

よくよく聞いてみると、彼は、股関節の動きがよくなれば、痛みも解消するだろうと考えて、痛い股関節を大きくグリグリと回していたのです。回すと痛みを感じるそうですが、回した後は、痛みも多少やわらいで、楽になるといいます。

「そのときは痛みがひいても、またすぐに痛くならない？」と尋ねると、「はい」とうなずいていました。

これは、痛みがとれているのではなく、痛いところをグリグリ攻めるように回すことで、痛みへの感覚が麻痺してしまっているだけなのです。ですから、時間が経って感覚が元に戻れば、また痛みが出てきます。この生徒がやっていることは、治りかけているところに負荷をかけ、痛みを広げているようなものでした。無理に回すことで股関節の歪みを大きくしてしまっていたのです。

そのことを生徒に伝え、「痛いと感じるような動かし方をしてはいけないよ。股関節を動かすのはいいけれど、痛い箇所は避けて動かすように」とアドバイスしました。

その後、このアドバイスを忠実に実行したその生徒の股関節痛は、どんどん回復に向かっていきました。

人は痛みのある場所に対して、そこをいじめるような、痛気持《いた》ちいいと感じるような動かし方をしてしまいがちです。そうすることで、一瞬痛みがやわらぐような気持ちにもなるので、治療の効果があるように錯覚してしまうのです。

しかし実際のところ、そんなことをしても、患部の状態はよくなるどころか、さらに悪くなるだけ……。

自分で自分の身体の痛みをメンテナンスするときは、「痛くない方向にだけ動かす」ことを守って身体を動かすことが大切なのです。

実感例２●バスケットボール部所属の男子高校生
「着地のしかたを変えたら、膝の痛みが治った！」

これは桐朋高等学校で、私がコーチを務めていたバスケットボール部に所属していたＭ君の事例です。

心底バスケ好きな部員、Ｍ君が、ある日、膝が痛いと訴え私のところにやってきました。

腰を中心に全身の骨格バランスを整えてあげると、いくぶん症状はよくなるのですが、また２～３日すると「痛い」と言いだします。

これはバスケのプレイ中の動きに問題があるな、と予想し、私はその場で実際のプレイをいろいろとやってもらうことにしました。

するとどうもボールを空中でキャッチしたあと、着地するときの動きに違和感があります。床に着地するときに床が「バンッ！」と大きく響くほど、強く着地するのです。

「ボールをとって床に着地するとき、膝は痛くない？」と聞くと、「はい、かなり……」という返事。

「君は『バンッ！』と降りることで、まわりのプレイヤーを弾き飛ばすようなイメージを持っていないかい？」

「はい、まさにそんな感じです。好きなバスケ漫画の主人公の着地イメージで……」

「そうやって降りると、実際に、まわりのプレイヤーは弾き飛ぶかい？」

「いいえ……（笑）」

「そうか、じゃあ、わざわざ膝が痛くなるような降り方をすることはないね。膝をうまくクッションにして、フワッと舞い降りるようなイメージで床に着地してごらん」

実際に、やってもらったところ、「この降り方なら、痛くないです」とのこと。それならば、ということで、今後は、「バンッ！」と降りることをやめて、「フワッ」と降り

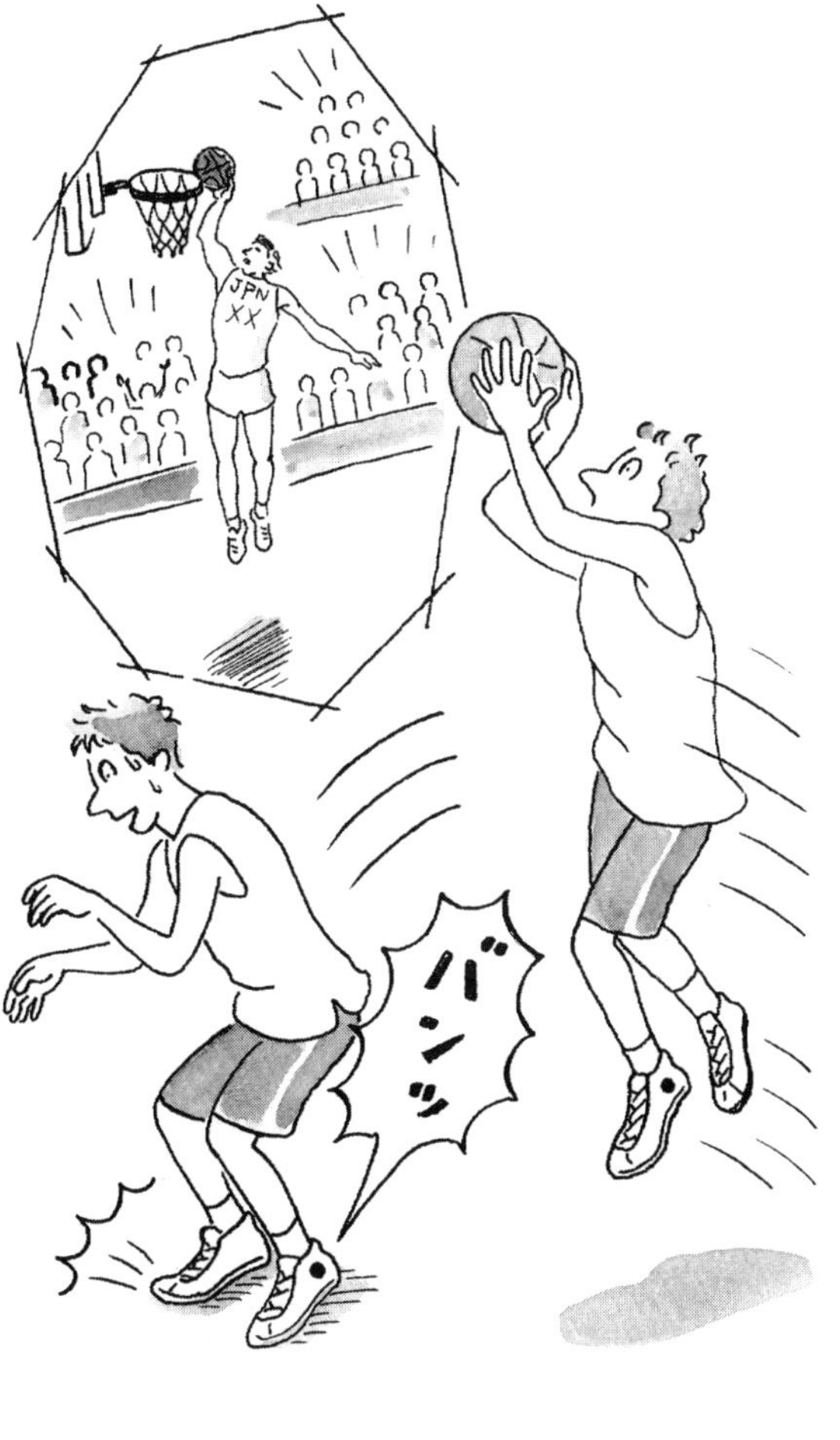
JPN
XX
バシッ

るようアドバイスしました。

数日後、嬉しそうな顔でやってきたM君は、こう言いました。

「膝の痛みがなくなりました！　しかも、着地後に次の動作に移るのも早くなって、プレイもよくなりました」

膝に衝撃を受けやすいプレイスタイルをやめたことで、膝の痛みが解消され、さらに、バスケットのスキルアップにもなったというのです。

勢いよく着地しているときは、脚全体への衝撃、負担が大きく、さらに全身に力が入って身体が固くなっていたので、次の動作に入るまでに余計な時間がかかっていました。それを、軽く柔らかに着地するやり方に変えたことで、足への負担も身体の緊張もとれ、着地の瞬間にすばやく次の動作に身体を切り替えることができるようになったということです。

痛みが出る、というのは、「身体の一部にだけ負担がかかる、間違った身体の使い方をしている」という身体からのメッセージです。そのメッセージに耳を傾けて、痛くならない身体の使い方を工夫することが大切です。

そして、多くの場合、特定箇所に負荷が偏らないように身体を使うと、全身運動になるので、プレイの質の向上につながります。このように、「痛みをコーチに」すると、動きの質をあげることができるのです。

実感例３●60代の主婦Ｓさん
「歩き方を変えたら、ずっとスイスイ歩けるようになった！」

あるとき、知り合いのＳさんから、こんな相談をもちかけられました。

若い頃に受けた股関節の手術の影響か、50歳を過ぎた頃から、15分も歩かないうちに脚が疲れてしまい、息も切れてしてしまう、ということでした。

私はまずＳさんに、「20メートル歩くごとに、歩き方を変えてみてください」とアドバイスしました。具体的な歩き方としては、歩幅を変えたり、足を前に出すときの足首の向きを少し変えてみることを提案しました。

さっそく、これを実践してもらったところ、とたんに30分間は続けて歩けるようになったといいます。

Sさんは、歩くときはつま先をあげ、かかとから着地するように歩かないと、つまずいて転んでしまう、ということを常に意識して歩いていました。そのため、Sさんは、常にそのスタイルを変えることなく、ずっと同じ歩き方で歩いていたのです。

どんな歩き方にせよ、ずっと同じスタイルで歩き続けていると、身体はその形で固定されてしまうので、同じ箇所に疲労がたまってきて疲れやすくなってしまいます。こまめに歩き方を変えながら歩くことで、足の同じ箇所に疲労がたまることを防ぎ、結果的に長い距離を歩くことができるようになります。

歩き方を変えることで、Sさんは徐々に歩く時間を長くしていくことができるようになりました。ところがしばらくすると、今度は「昔は、もっと早く歩くことができたのに、今は前のように歩けない……」と訴えてきました。

長く歩けるようになったら、今度はもっと速く歩けるようになりたい、とだんだん意欲がわいてきたようです。

Sさんの歩き方を見ると、床を蹴るような歩き方です。ふくらはぎにギュッと力が入った歩き方をしています。その歩き方を見ただけで、筋肉に大きな負荷がかかっているのがわかりました。恐らく、筋肉の衰えを気にして、Ｓさんは、脚の筋肉を鍛えよう、という意識を働かせていたのでしょう。

そこで今度は「床は蹴らないようにしましょう。ふくらはぎに負担がかからないよう、床を蹴らずに歩いてください。脚を送り出すようなイメージでスッスッと身体を前に運ぶように歩けば、自然と楽に脚が前に出てくるはずです。そのとき、身体の中心（おへその下４～５㎝）に力を集めるイメージで歩くと、歩きやすいですよ」とアドバイスしました。

後日、この歩き方を意識して歩くと、脚が軽く前に出て、以前よりもサッサッと歩けるようになった、とＳさんから喜びの連絡が入りました。

さらに、「この歩き方だと、前より速く歩けるのに、逆に脚が疲れにくくて、たくさん歩けるんですよ」ともおっしゃっていました。

Ｓさんには、ふくらはぎの筋肉を使って歩く歩き方をやめ、骨をうまく使った歩き方を意識してもらいました。

体幹部（胴体部分）にある骨盤をうまく使って歩くと、身体に不必要な力を入れることなく、自然と楽に歩けるので、歩くスピードをあげてもつらく感じなくなります。同時に、それまでふくらはぎの筋肉に集中していた負荷が、全身に分散されたため、脚にも疲労がたまりにくくなり、長い時間歩くことができるようになったのです。またその結果、運動量も増えたので、衰えた筋肉を効率的に回復することもできたのでした。

実感例4●40代のサラリーマンHさん
「デスクワーク時の姿勢を変えたら、首や腰の痛みがとれた！」

首と腰の痛みを訴えてきた40代後半のHさんの事例です。

Hさんは、もうずいぶん長いこと、首と腰の痛みを抱えていて、整形外科通いはもちろん、いろいろな身体調整法も試してきたといいます。

しかし、どれを試しても一時的に改善するくらいで、またすぐ同じ症状が出てくる、さっぱり治らない……という相談でした。

病院では「背骨の○番にずれがあり、それが首と腰の痛みの原因になっている」と言われたそうです。問題のある場所までわかっているのに、根本治療ができないのはどういうわけか、とＨさんも首をひねっておられました。

「骨のずれの原因に心当たりは？」と聞いても、Ｈさんは「わかりません」とおっしゃいます。そこで、Ｈさんの日常生活について、いろいろと聞き込み調査をしてみることにしました。そのなかで、ふだん、会社でどんな仕事をしているのかと聞いてみたところ、Ｈさんからは

「毎日パソコンとにらめっこです」

という返事がありました。これはあやしい、と思い、Ｈさんがふだんどのような作業環境で、どのような姿勢で仕事をしているのかを、ことこまかに説明してもらうことにしました。

Ｈさんの作業環境は、次のようなものでした。

デスクの中央にパソコン、自分の右手側には、パソコン画面と同じくらいの高さに、資料を挟んだ原稿ホルダーを置いています。Ｈさんはパソコンの正面に座り、原稿ホル

ダーの資料を見ながら、ブラインドタッチでそのデータをパソコンに入力していくそうです。資料を見るときのHさんは、首を右に90度近く回した状態。さらに、パソコン画面は、Hさんの視線よりやや高い位置にありました。

そこで、正面に身体を向けたまま、首だけが90度右を向いている、というその作業姿勢を、Hさんにその場で再現してもらいました。

「その姿勢をとったとき、首や腰はどうです？　痛かったりしませんか？」と尋ねると、

「あー、きついですね。かなり痛い。毎日この姿勢をしているのに、どうして身体の痛みに気がつかなかったんだろう？」とHさん。

この作業姿勢が、恐らく首と腰の痛みの原因だろうということで、右にある原稿ホルダーの位置を変えること、パソコン画面の位置を少し下にずらして、視線が下向きになるようにしてもらうことを指導し、翌日から、さっそく実践してもらいました。

以降、Hさんは長年苦しんだ首と腰の慢性的な痛みや凝りから徐々に解放されました。それでもまた、首や腰が痛くなったときは、姿勢を変えられるようにパソコン機器の位置を移動させて作業環境を変えたり、身体の使い方を工夫して、痛みや凝りを解消して

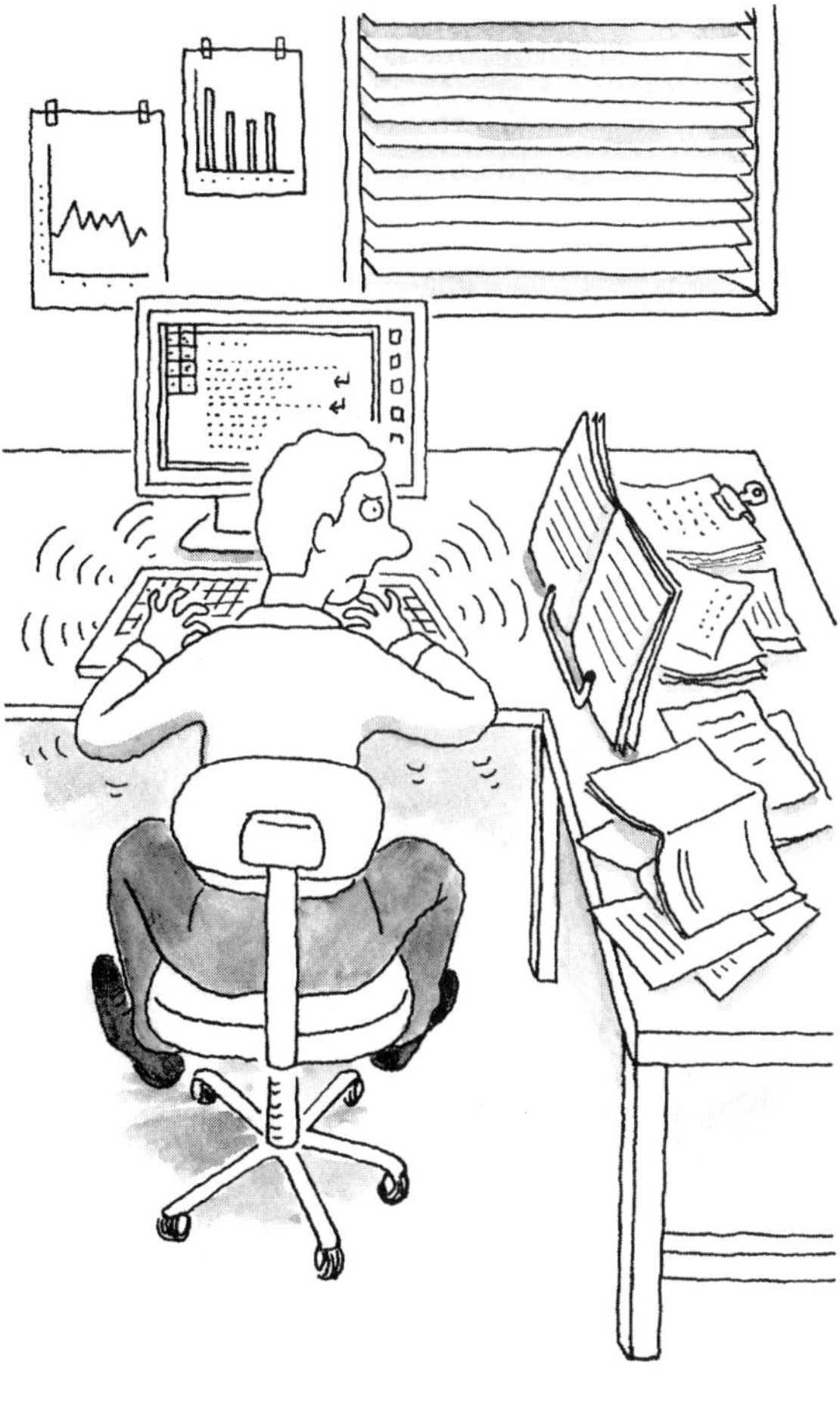

いる、ということでした。

Hさんは仕事に集中しすぎるあまり、作業中の首や腰の違和感に気づきませんでした。そのため、自分の慢性的な首や腰の痛みや凝りの原因が何なのかに気づくことができなかったのです。

まずは「身体が痛いのは、痛めるように身体を使っているせいだ」ということを知ることが大切です。それに気づけば、根本的な痛みの原因がわかり、それを取り除くことで、痛みを完全に解消できることもあるということです。

実感例5●20代のテレビ局女性アナウンサー
「自然体の背筋の伸ばし方で、肩こりや腰痛が解消した！」

テレビ収録の仕事で京都に行った際、そこで番組の司会を務めてくれていたアナウンサーの女性から、背中の凝りと腰痛の相談を受けました。

彼女がテレビカメラの前で仕事をしている姿を見ていた私には、すぐにその痛みの原因がピンときました。彼女は、アナウンサーという仕事柄、常に背筋はピンと伸ばし、美しい姿勢を保つことに注意を払っていたからです。

「いつもカメラの前でニュース原稿を読むときにとっている姿勢を、ここでちょっとやってみせてくれますか？」とお願いしてみました。

思った通りでした。

美しく伸びた背筋を意識するあまり、彼女は両肩を後ろに引くようにして胸を張り、背骨は反り返っています。さらに、その姿勢を揺らぐことなく保つために、身体は固く緊張し、肩や腕、背中にも力が入っていました。

見るからに、腰痛や背部痛が出ても致し方ない姿勢です。そこで、彼女に次のようなアドバイスをしてみました。

「試しに、違った形で〝背筋が伸びた姿勢〟を作ってもらおうと思います。まずは肩の力を抜いて、全身をリラックスさせてください。次に、頭のてっぺんから糸で身体を吊るされたイメージで背筋を一度上に引き上げてください。背骨の骨がひとつひとつ離れるようなイメージで背筋を伸ばしましょう。そうしたら、今度は、ひとつひとつバラバラになった背骨を、骨盤の上に下から積み上げていくイメージで、崩れないようにバランスよく、積み上げてください。まっすぐ上に積んでいかないと崩れてしまいますよ。最後はその一番上に、頭を軽くのせる感覚です。はい、できあがりです。では、さっきの姿勢と比べて、身体の緊張感はどうですか？」

「すごく楽です。まったく身体に力が入っていない感じです。でも、これで本当に背筋が伸びたきれいな姿勢になっているんでしょうか？　なんだかまだ背中が丸まっているような感じがするんですが……」

そこで、先ほどの姿勢と今の姿勢を比較してもらうために、両方の姿勢を携帯電話のカメラで写して、彼女に見てもらいました。

「あれ、私が思っていたより、きれいな姿勢ですね。最初の姿勢と比べても、まったく遜色ない！」。それが彼女の感想でした。

きちんと背筋が伸びた美しい姿勢というと、つい背骨を反らして胸を張り、肩をいからせてしまうものですが、そこまで努力して姿勢をつくらなくても、美しい姿勢はできるのです。

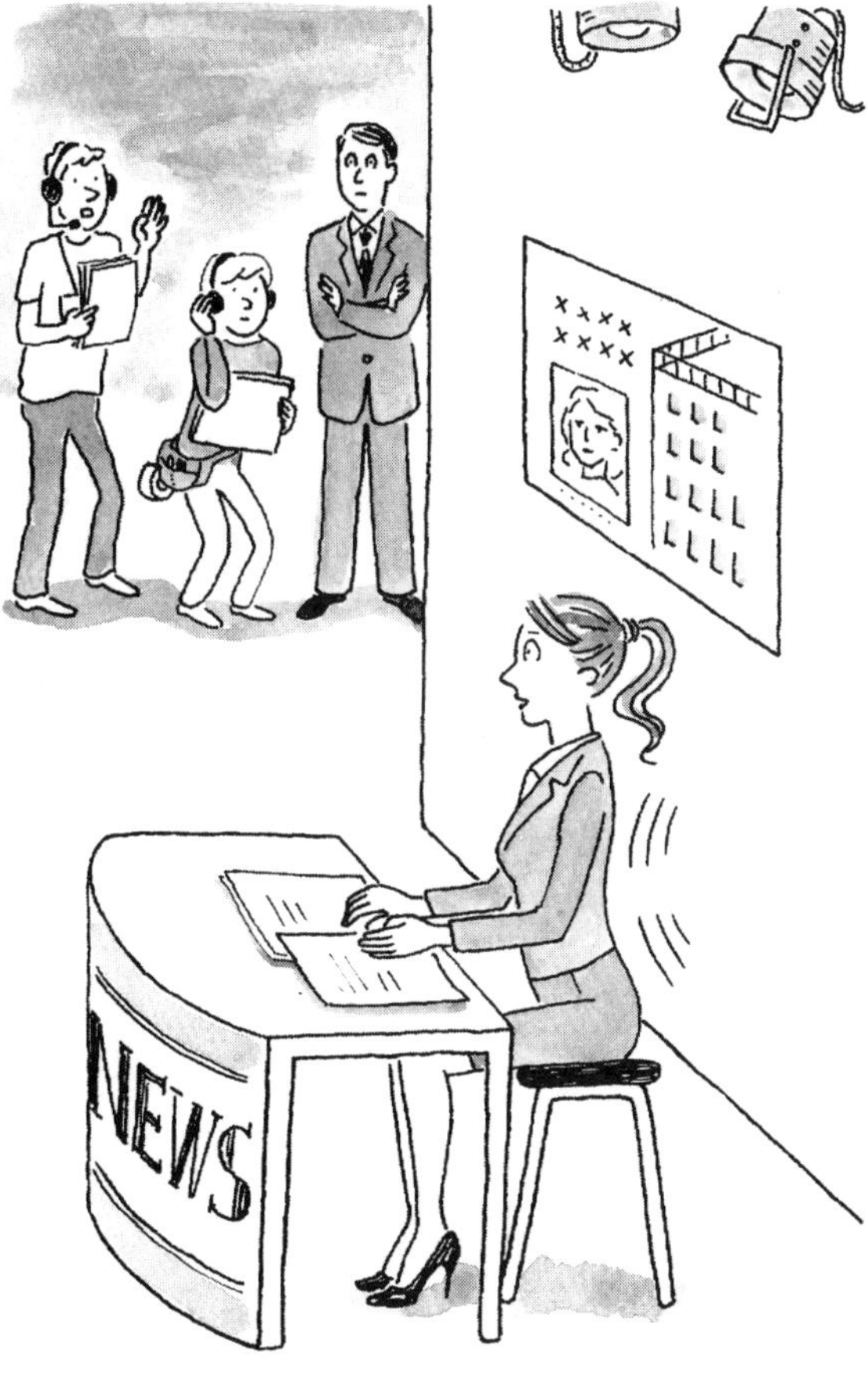
NEWS

私が彼女に指示した姿勢は、骨盤の上に背骨をまっすぐに積み上げて作る、最も身体に負担がなく、かつ、自然体で背筋が伸びた姿勢です。

骨格をうまく利用して姿勢を保っているので、筋肉で姿勢を形作るという頑張りは必要ありません。だから、身体に力みを加えなくても、楽に背筋を伸ばした姿勢がキープできているのです。

胸を張り、背中を反らした姿勢が美しい姿勢、という思い込みが、無意識のうちに無理な姿勢を作らせていたということです。

楽に美しい姿勢を作れるコツをつかんだ彼女の腰や背中の痛みは、その後、徐々に和らいでいきました。

実感例6●30代の女性編集者Nさん
「歩き方を変えたら、足裏のタコが小さくなった！」

編集の仕事をされている知り合いの女性、Nさんとたわいもない世間話をしていた際、Nさんがこんなことを口にしました。

「私、20歳そこそこの頃から、足の裏に〝タコ〟があるんですよ。かっこ悪くて、素足になるのが嫌なんですよね」

どこにタコがあるのかと聞くと、両足とも拇指球《ぼしきゅう》（親指の付け根の下の膨らんだ部分）のすぐ横、人差し指（第二趾）の付け根あたりだといいます。

「タコができるのは、歩き方の癖に原因があることが多いんだよ」と話すと、Nさんは、「歩き方にも癖があるんですか!?」とちょっと意外な顔をしていました。

試しに、いつも通りに歩いてもらいました。足の裏のどこが地面についているか、どこで地面を蹴っているかに注意を払って歩いてもらうと、

「あ！　思いっきり、タコのあるところが地面についてます。タコの場所に体重がのっ

たところで、足を蹴り出してますね！」とNさん。

「歩くときは、足の裏全体が地面につくようなイメージで歩くと、足の裏の1カ所に力がかからないから、タコもできないんだよ」と話すと、「なるほど」と納得していました。

すると、Nさんが、「あっ！　じゃあ、足が痛いのも、もしかして……!?」と声をあげました。話を聞くと、数年前から、Nさんは、左足の人差し指とその付け根周辺に、ときおり激痛を感じることがあるそうで、整形外科でレントゲンを撮ってもらったこともあるといいます。

レントゲンの結果、骨に異常はなく、湿布を処方されただけで終わってしまい、以来、特に治療もしていないそうです。痛みは継続的なものではなく、ときどきなので、そのまま自分の足をだましだまし、過ごしているとのことでした。

Nさんは、自分の歩き方の癖を実感したときに、その痛みが現れる場所にも大きな負荷をかけながら歩いていることに気がついたそうです。

「歩き方を変えたら、タコも足の痛みも消えるかもしれないよ」という話をして、その日はNさんと別れました。

それから半年程たった頃でしょうか、久しぶりにNさんと顔を合わせる機会がありました。するとNさんから、こんな報告があったのです。

「先生、実は、あれから努力して自分の歩き方を変えてみたんですよ。そうしたら、ガチガチだったタコが小さくなってきました。しかも、予想通りなんですが、足の痛みはあれからはまったく出なくなったんです」

歩き方というのは、人と比較するようなものでもないので、自分の歩き方は一般的なもので、特別な癖があるとは思ってもいない人が意外と多いようです。

しかし、歩くことは毎日繰り返されることなので、偏った癖があると、身体にも偏った負荷が継続的にかかることになり、タコができたり、痛みが出てくるということも少なくありません。

自分の歩き方の癖を確認してみると、身体の意外な場所の不調の原因だったということに気づけることもあります。

実感例7●50代の男性Yさん
「骨盤を整えたら、痛くてたまらなかった膝がよくなった」

久しぶりに田舎に帰ったとき、座敷のある居酒屋に、古くからの友人数名が集まりました。そこに、幼馴染みの友人Yさんもいました。

その時私は、Yさんが席を立つとき、座るとき、常に膝をかばうような仕草をし、座っていても、ときおり膝をなでているのに気づきました。聞いてみると、「最近、膝が痛くて、あぐらもかけないんだ」と言います。整形外科で診てもらったところ、「老人性膝関節症」の診断を受け、定期的に温熱療法や膝のマッサージを受けているが、症状は改善されないとのことでした。

老人性膝関節症とは、関節の老化や使いすぎが原因で、軟骨や関節の表面がすり減って、変形してくるために痛みなどが起こるものです。

「老人性じゃしょうがないよな。歳をとったんだと諦めているよ」とYさんはため息まじりに言っていました。

私は、「ちょっと試しに」とYさんに立ってもらい、仙腸関節の歪みを取り除くために、彼の骨盤を少し整えてみました。

その調整は、ほんの5秒程で終わる簡単なものでしたが、その直後、それまで膝が痛くてあぐらがかけなかったYさんが、楽にあぐらをかいて座ることができたのです。本人はもちろん、まわりにいた友人たちも驚いたのは言うまでもありません。

膝の痛みは骨盤にある仙腸関節の歪みが原因になっていることが多いので、その部分を整えてみたところ、それだけでYさんの膝の痛みはかなり改善されたようでした。

確かに、整形外科での診断通り、Yさんの膝は老人性膝関節症で、関節の表面がすり減っていることも痛みの原因になっているのでしょうが、仙腸関節の歪みも膝痛の痛みの原因になっていることがはっきりしたので、Yさんには、今後、整体で骨盤のずれを整えてもらうとよいことを伝えました。

その後、Yさんは私のアドバイス通りに整体院に通い、定期的に骨盤調整をしてもらっているそうです。完全に膝の痛みがなくなったわけではないようですが、あぐらもかけるし、座ったり立ったりの動作が以前より数段、楽になったと喜んでいました。

実感例8●50代のゴルフ愛好家Aさん
「〝骨力〟でスイングしたら、飛距離が延びた！」

私の10年来の友人Aさんは、ゴルフに夢中です。

若い頃は競技会で何度も優勝し、誰よりも飛ばしていたそうです。そんなAさんに呼び出されて、久しぶりに食事をしたときのこと。

「最近、ゴルフがつまらなくて……」と、彼。どうしたのか聞くと、

「とにかくボールが飛ばなくなったんだ。自分ではナイスショットだと思って、第2打地点にいくと、僕より年上の人の当たり損ないに見えたボールより、飛んでいないことが多いんだ。だからいつも自分から先に打つことばかりで。ホント、やっていてがっかりするんだよね。友達のよしみで、なにかいいヒントをもらえないかな」

と言うのです。

私はゴルフをやりません。だから、ルールもスイング理論も知りません。しかし、友人の頼みとあってはむげにできないので、しばらくAさんの話を聞いてみました。

「クラブやボールもニューモデルにしたのに、あれでは意味がないよなあ」

このAさん、体格は立派で筋力も人並み以上にはありそうな方です。もしかして……。

私はあることを思いつき、言ってみました。

「Aさん、僕はゴルフのことはよくわからないけれど、筋力ではなく骨力で打ってみたらどうですか？」

「コツリョク？」

「筋肉ではなく、身体の中の骨を動かすイメージです。筋肉を支えている骨を動かすことを考えて振ってみてはどうでしょう」

「骨ねえ。なんだかよくわからないが、やってみるよ」


半月ほどたったある日、再びAさんから連絡がありました。

「いやあ、ありがとう。はじめはイメージがよく湧かなかったんだけど、何度も練習しているうちに、骨で振るイメージがわかってきたよ。おかげで、飛距離も戻ったし、なにより力まかせに打つことがなくなったから、身体が楽なんだ」

私のなかば思いつきのアドバイスに、藁《わら》をもつかむ思いだったAさんは、さっそく練習場で試すうちに、感覚を会得したようです。

何度も言うように、私はゴルフの門外漢です。私は、Aさんが筋力に頼った打ち方をしているのではないか、そしてそれを続けていけば、いずれ身体を痛めることになるのではないかと思い、骨の動きをイメージする、身体に無理のない動きをアドバイスしたに過ぎません。それが、結果的にAさんの希望である飛距離を延ばすことにつながったんですね。

実感例9●60代のヨガ愛好家Mさん
「ポーズが楽に決まるようになり、ヨガの健康効果倍増」

Mさんは数年前からヨガを始め、週に2回近所の教室に通っています。しかし、まわりの若い女性たちと違って、なかなか上手にならないことが悩みの種だそうです。

「特に、開脚して胸を床に近づけるポーズがうまくできないんです。身体がかたいのは

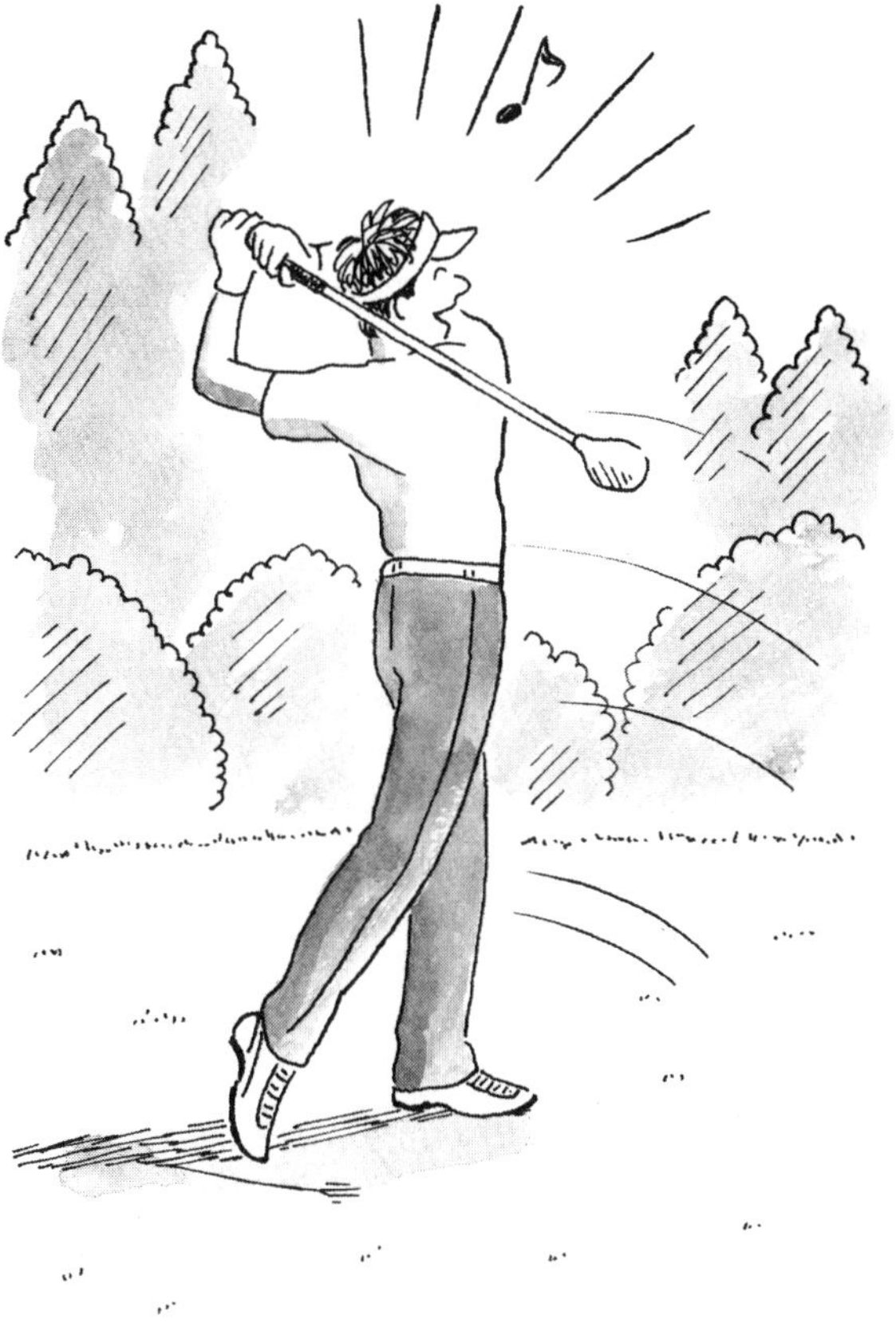

歳だからしかたないのでしょうかね」

相談を受けた私は、Mさんにアドバイスしました。

「今度レッスンに行ったら、無理に筋肉を伸ばして胸を床につけようとするのではなく、骨をゆっくり〝折りたたむ〟ようなイメージでやってみてはいかがですか」

数日後、Mさんから弾んだ声で電話がありました。

「先生の言う通りに、骨を折りたたむことを意識したら、以前より深く前屈できるようになりました。しかも、不思議なくらい楽にできるんです。この調子だと、もうすぐ床に胸がつけられそうです！」

たとえば、脚を伸ばしたまま床に手をつける際、指先をつけようつけようと思っても、なかなかつきませんが、骨盤から、骨をたたむようにゆっくり曲げると意外に簡単に手が床につくものです。このとき、膝を多少曲げてもいいので、痛くないように曲げることです。骨格を意識することで、関節がきちんと動くのです。Mさんもそのことを体感できたようです。

ヨガは、そのポーズを維持することで、身体の代謝がよくなります。反動をつけて無理に形をマネしても意味がありません。骨格の動きをイメージして楽にポーズを決められれば、それだけ健康効果も高まるのです。

明るい老後を夢で終わらせないために

今や人生80年は当たり前。老後の時間は、たっぷりあります。

数十年の間、家族のため、社会のためと働き続け、ようやく退職を迎えた方やその家族なら、「これからは悠々自適に楽しくやろう」と第二の人生の幕開けに胸を躍らせることでしょう。

リタイアしたら夫婦であちこち海外旅行に行きたい、日本中の山に登りたい、ゴルフ三昧で楽しく過ごそう、健康のためにジョギングでも始めよう……いろいろとアクティブなプランを立てるのは楽しいに違いありません。

誰でも、そんなふうに自分の老後は明るく楽しいものであることを願っているはずです。あるいは、当然、そうなるものと思っているかもしれません。

しかし万が一、寝たきりになってしまったら……そんな夢もすべて露と消えてしまいます。

たとえ自由な時間があって、十分なお金があっても、自在に動き回れる元気な身体がなければ、老後を楽しく過ごすことは難しいでしょう。

足が痛い、腰が痛い、と身体中が痛いところだらけでは、外を出歩くことも億劫《おっくう》になってしまうことでしょう。

ただ整形外科に通うだけの毎日を過ごす羽目にならないために、寝たきりにならないために、できるだけ若いうちから骨や関節に意識を払って、「寝たきり予備軍」に入らない、あるいはそこから脱する努力を重ねていくことが大切です。

肩こりや腰痛もまだ「ちょっと気になる程度」という30～40代の方でも、「歳をとれば多少の肩こりや腰痛はしかたない」とすませてしまうのでなく、症状がまだ軽いうちにきちんとその痛みに気を配り、自分の身体と向き合っていきましょう。

私が提唱する「骨ナビ」は、身体をバランスよく機能させるための、「上手な体の動かし方」です。体を動かすとき、ほんの少し意識を変えるだけでも、体の動きはずいぶんと変わってきます。「骨ナビ」には、およそトレーニングや体操といった言葉から連想するような激しい運動はありません。それによって汗だくになったり、疲れたりすることもないでしょう。しかし、小さな動作の積み重ねが、身体のバランスを調整してくれ、それが「脱・ロコモ」につながり、ひいてはあなたの老後を明るく楽しいものに導いてくれるはずです。次章では、実際に身体を動かして、「骨ナビ」を体感していただきましょう。

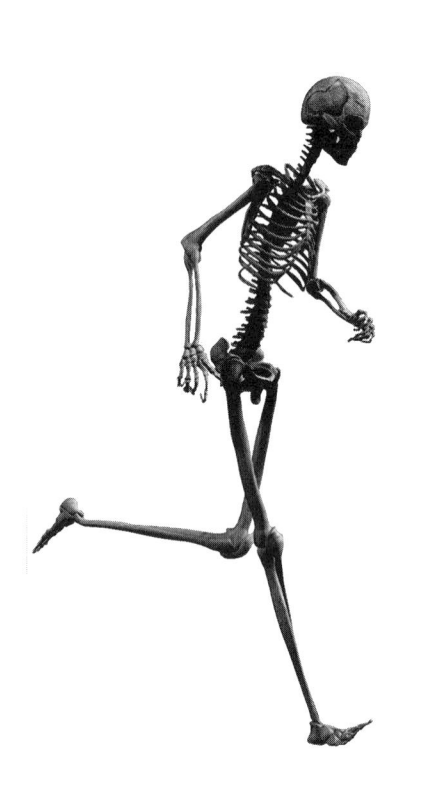

第3章 「骨ナビ」健康法で身体の痛みが飛んでいく

それでもやっぱり、歪みはできる

日頃からよく身体を動かしている人でも、医者知らずで健康には絶対の自信を持っている人でも、肩こりや腰痛、膝痛といった身体の不調を、いまだかつて一度も体験したことがない、という人はあまりいないのではないでしょうか。

こういった身体の不調の原因を突き詰めれば、そのほとんどは、関節のずれや歪みに行きつくわけですが、この原因を作らないためには、日頃から、関節にずれや歪みが生じるような、身体に負担の大きい身体の使い方、動かし方をしないことが不可欠です。骨を意識して、骨格を上手に使って身体を動かすことで、身体にかかる負荷を最小限に抑えることはできますが、それをゼロにすることはできません。

スポーツや運動のように、あえて身体に大きな負荷を加えるような場合は言うまでもありませんが、日常生活のなかで、歩く、座る、荷物を持つなど、特別な意識もなく身体を動かせるような軽い動作であっても、身体を動かす限りは、大なり小なりの負荷が身体にかかります。それは、避けられることではありません。

大げさに言えば、生きている限り、身体には常に負荷がかかり続けるのであり、当然、関節の歪みも、日々少しずつ蓄積していくのは避けられないことです。

自分で身体の痛みをとる、治す

どんなに精巧な機械でも、長く使っていれば必ずどこかが故障しますね。修復不可能な状態にさせないためには、日頃からこまめにメンテナンスしていくしかありません。

そういう意味では、人間の身体も機械と同じです。日々、暮らしのなかで蓄積していく関節の小さなずれや歪みを、こまめに修理してあげる必要があります。

整体やマッサージ、あるいはカイロプラクティックなどの力を借りて身体を整えてもらうこと、要するに、関節に生じたずれや歪みを整えてもらうことは、身体のメンテナンスとしては、非常に効果的なことです。

しかし、いくら効果的とはいっても、ちょっとした不調くらいでそうそう頻繁に通うこともできません。月に1度、整体院に通うより、毎日少しずつ、自分でメンテナンスするほうが、効果的でもあります。

デスクワークで肩に凝りを感じたとき、台所での立ち仕事で腰に疲れを感じたとき…そんなときにその場でサササッと身体を動かして、関節に生じたずれや歪みを整え、筋肉の凝りをほぐしていくことが、慢性的な凝りや痛みを身体に定着させないための最高の方法です。

そして、自分で自分の身体をメンテナンスできるようになるためには、その不調や不具合に対して敏感にならなくてはなりません。

慢性的に肩が凝っている人のなかには、その状態に慣れてしまって、自分の肩こりに気がついていないという人もいます。これでは、自分の身体をメンテナンスしなければならないという必要性を感じることができません。

自分の身体が、良好な状態にあるのか、それともどこかに不調が起きているのか、そういったことに鈍感では、自己メンテナンスはできないということです。

四十肩、五十肩のように、痛みで腕があがらないというような状況にでもなれば、自分の身体に対して相当鈍感な人でも、さすがに身体に生じた不具合に気がつくでしょうが、そこまでいってしまっては、もはや自分で手軽に調整できるレベルの不具合とは言えませんね。

自分で自分の身体のメンテナンスをする最大の目的は、日々蓄積される身体の歪みを、できるだけ早く取り除くこと。蓄積をため込まない、というのが最大のねらいです。ですから、ほんのわずかな身体の歪みでも、それを素早く感じとれる〝敏感さ〟がなければいけません。身体の不具合を素早くキャッチし、その場で治す。

自己メンテナンスの基本は、まさに「早期発見、早期治療」に尽きるのです。

膝の痛みの原因は腰にあるかもしれない

肩こりや膝痛などの原因は関節にあることが大半です。関節のずれや歪みが、そういった身体の不調の原因になっています。

しかし実は、膝の痛みの原因が、膝の関節だけにあるわけではないのです。骨盤は、2本の脚の上にのっかるような形で位置しています。ですから、もし骨盤の歪み（仙腸関節のずれ）があれば、それは膝にも歪みを生じさせる原因にもなります。

要するに、膝の痛みは、骨盤の歪みが原因で引き起こされていることもあるということです。

当然、この場合、いくら膝の関節を調整しても、それだけでは膝痛の根本解決にはなりません。膝の歪みの原因を作っている骨盤の歪みを調整しないことには、膝痛を根絶することはできませんね。

このように、身体に生じた痛みの原因は、痛みのある箇所の関節だけにあるとは限りません。全身の骨格は、たくさんの骨や関節が寄せ集まってできています。そして、それぞれの骨や関節が互いに影響し合い、協調しながら、ひとつの身体を支えています。

ですから、身体のメンテナンスをするときは、常に骨格全体を意識して、不具合のある場所以外にも注意を払っていく必要があります。

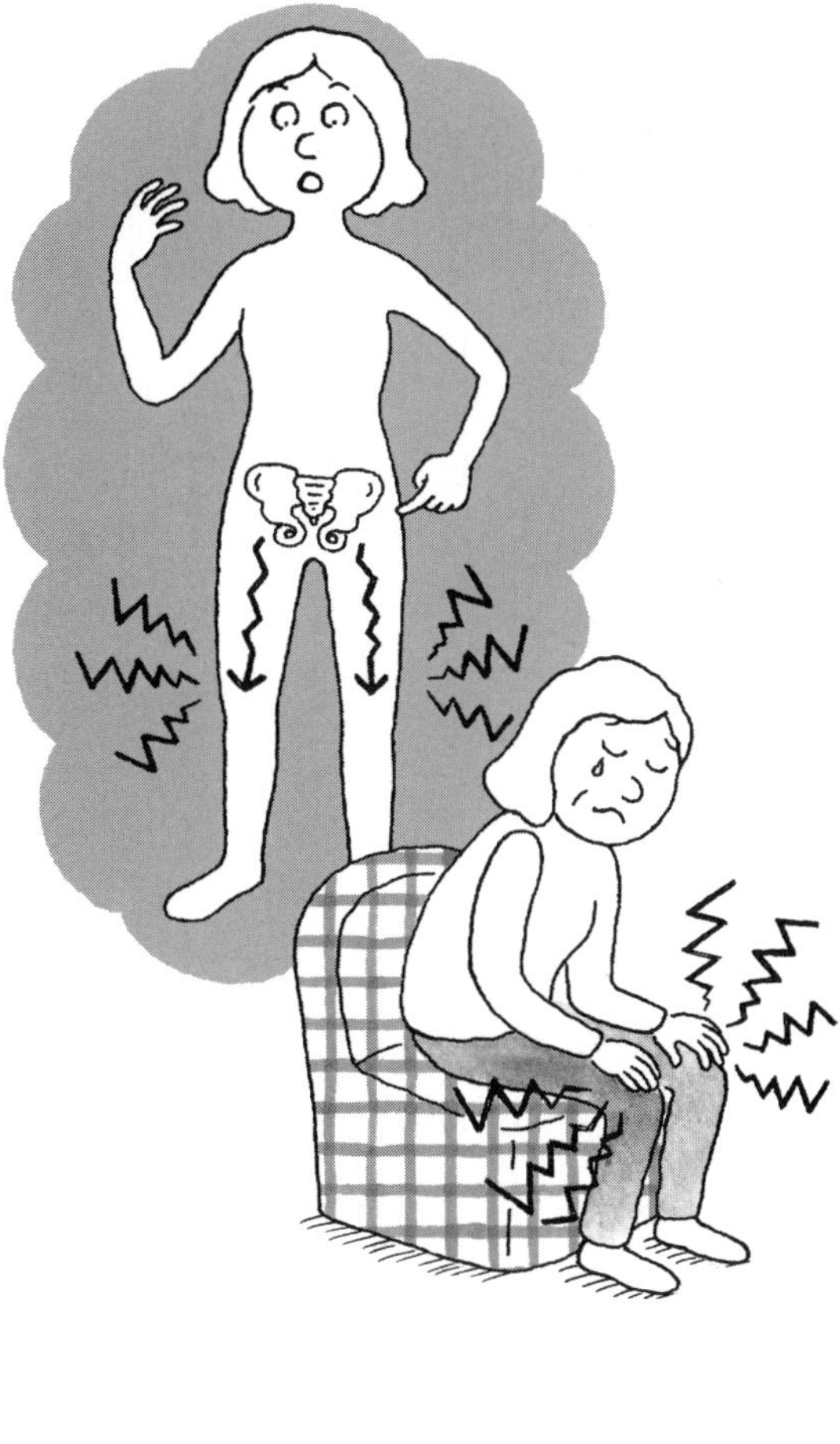

骨や関節の存在を意識するだけで身体はサビない

肘や膝、指の関節というのは、日常的によく動かす関節です。実際、見た目にもカクカクと大きく動くので、意識が向きやすい関節です。

しかし、体幹部にある骨盤や肩甲骨、鎖骨、背骨などは、もともと可動域（関節が動く範囲）も小さく、動いているという感覚も得にくいため、ふだんから意識して動かされることがありません。

ほかにも、手足の指の付け根にはそれぞれ、手根骨、足根骨といった骨もあります。これらの骨も意識的に動かそうと思えば動かせる骨ですが、そんな骨があることすら知らない人がほとんどですから、意識的に動かされることはあまりない骨です。

機械も、長いこと使わずに放置しておくと、サビついて動きが悪くなりますが、骨や関節も同じで、ふだんから動かすことが少ないと、その動きはどんどん悪くなります。

ふだん、意識的に動かすことのない部分なので、知らないうちに歪みがたまっていることも多い部分です。また、歪みがあっても、それに気づかず、そのまま放置されてしまう傾向もあります。

しかし、骨盤や肩甲骨、背骨など体幹部にある骨は、整体や指圧、カイロプラクティックにおいては、身体の中でも特に重要視される骨です。

これらの骨の関節を整えると、手足の張りや痛みが解消されることが多いからです。

自分で身体のメンテナンスをする際も、ふだんあまり動かすことのないこういった体幹部の骨や関節を意識して、積極的に動かすようにすると、全身の調子がよくなります。

〝痛気《いた》持ちいい〟は身体によくない

自分で自分の身体をメンテナンスする際に、いくつか注意すべきポイントがあります。

たとえば腰に痛みや張りがあるなど、ちょっとした不調を感じた場合、腰をグルグルと回して不調を取り除こうとしますね。

確かに、不均衡な状態で骨盤にある関節が固まってしまったために、腰に痛みや張りを感じることがよくあるので、骨盤を動かして、関節の動きを滑らかにしようとするのは有効なメンテナンスです。

しかし、ここで注意しなくてはならないのが、身体の動かし方です。

腰がちょっと痛いなぁ、と思っているときに腰を動かすと、たいてい、「こっちの方向に動かすと痛い」とか「ここで突っかかるような感じがある」といった、よくない手ごたえを感じる場所があるものです。

すると、「お、ここが痛いなぁ。よし、ここを集中的に動かそう」と、その「痛い部分」や「突っかかる部分」を意識して、敢えて痛いように身体を動かしてしまう人が多いのです。

身体のどこかに痛みを感じると、その痛みを確かめようとさらにグイグイと動かしてしまいがちです。凝りを感じていれば、その部分をグーンと伸ばしたり、腰を反らしたときに痛みを感じれば、その方向にもっと反らせば痛みが消えるのではないかと、多少痛みを感じても無理にそちらに反らそうとしがちです。

やっている本人は、手ごたえを感じているので、痛みや凝りに対する有効なメンテナンス、あるいは治療になっているような気になります。

しかし、実はこれは逆効果。痛いところを、痛みが出るように動かした場合、ますますその痛みはひどくなります。

ストレッチや体操をして、筋肉や関節を伸ばすと、「痛気持《いた》ちいい」とか「効いている」という感覚がありますね。

この感覚は、やっている本人にとっては、なんともいえない気持ちよさで、いかにもその部分が効果的に快方に向かっているような気になる感覚です。ストレッチや体操の効果を、実感できる感覚なのですね。

しかし、実はこの「痛気持《いた》ちいい」「効いている」という感覚は、「これ以上、痛めつけないで」という身体の悲痛な叫びにほかなりません。その叫びに耳を傾けずに、さらに患部を動かしたり、伸ばしたりすれば、より症状が悪化するのは当たり前ですね。

また、病院に行って痛みを訴えると、「痛くても動かさないと、もっと動かなくなりますよ」と言われます。また、その反対に「動かず、安静にしていてください」と言われることもあります。

では、いったいどうしたらいいのでしょう？

実は、身体の痛くない部分、痛くない方向を探し、その範囲だけを、どんどん動かせばいいのです。痛い部分は、避けるのです。

整体の世界にも、古くから「痛みは身体からの危険信号。痛かったら、その反対側に関節を折りたため」という考えがあります。これは、整体治療の基本となる考え方であり、逆モーション療法と呼ばれています。

この原則に従っていれば、痛みを悪化させることはありません。

「痛いところは避けて、痛くないところだけを動かす」というのが身体を安全にメンテナンスする際の最大のポイントです。

同じことを、感覚の視点から言い換えれば、「痛気持ちいい」感覚を求めて身体を動かすのではなく、「気持ちいい」、あるいは「何とも感じない」感覚の動きが正しいということになります。

これでは、痛みに対して効果がないんじゃないか、と思う方がいらっしゃるでしょうが、実は、これで十分に効果は期待できます。

とにかく痛くない方向に動かせばOK

自分の身体をメンテナンスするとは、自分で自分の身体の具合を確かめ、不具合があれば適切な状態に調整する、ということです。

まさに、自分が自分自身の整体師になるわけです。

整体は技術ですから、その技術力には差があります。誰でも腕のいい整体師にかかりたいと思うのは当たり前ですね。

自分の身体をメンテナンスするからには、その技術力、いうなれば「自己整体力」を高めていきたいものです。

もちろん、身体の構造を隅から隅まで把握しているプロの整体師のように、論理的な理屈をもとに身体を動かせば、確実に高い効果が得られるでしょうが、プロではない私たちが、自分の身体を整える力を高めるためには、どうしたらいいのでしょう。

自分の身体の具合をいちばんわかっているのは、まぎれもない自分自身です。

痛みの当事者ですから、腰が痛い、といっても、腰のどのへんがどのくらい痛くて、どういう姿勢をとると楽になるのか、と細かい部分まで、すべて実感として理解できています。

この実感を手がかりに、とにかく自分で身体を動かしてみることです。

もちろん、そのときに必要なのは、先ほどもお話ししたように「痛くない方に動かす」が基本です。ここで、下手に痛《いた》気持ちよく感じる方に、グイグイと身体を動かしていたら、症状はますます悪くなってしまいますから、くれぐれも注意してください。

どの方向に動かすと痛むか、またどの動き方がいちばん気持ちいいか、など自分の身体と向き合い、実感しながら、とにかくあれこれ身体を動かしてみることです。動かしながら、そのときの自身の痛みにとって、ベストな動き方を見つけることが重要です。

そして、もうひとつ、自己整体力を高めるために私が勧めているのが、「メンテナンス後の自己チェック」です。

身体を動かしてメンテナンスする際は、必ずメンテナンス前後で自分の身体がどう変化したかをチェックする必要があります。

メンテナンス前には、肩が痛くて腕を90度の高さまでしかあげられなかった。でも、肩を動かして調整したら、さっきよりも少し高く、１２０度くらいまであげることができた。だとしたら、自分が施したメンテナンスは成功だったということです。

もし、肩を動かしたら、さっきよりも腕が痛くなったということがあれば、間違った動かし方をしてしまったということです。

このときの、〝間違った動かし方〟を教訓に、次は違った動かし方をすればいいのです。この繰り返しで、コツコツではあるけれど、確実に自己整体力を高めていくことができます。

●次のページから始まる、「骨ナビ体操」で表示した、行う回数はあくまで目安です。回数にはこだわらず、「やりすぎない」ことを心がけてください。また、はじめはうまくできなくても気にせずに続けてみてください。

膝痛 を改善する体操

膝の関節は、前後にしか大きくは動かせない構造のため、特にずれや痛みが出やすい関節。左右や斜めなど無理な方向に動かされることで、膝痛の原因になります。また、膝の痛みには股関節が大きく関わっています。両膝にかかる体重のバランスが偏っていると、片方の膝に負荷が集中し、股関節にずれや歪みが生じ、結果膝痛を起こします。

股関節スライド体操

膝痛の直接の原因となる膝関節は、ひねったり、内側や外側に体重がかかる状態が続くと、痛めやすい関節。股関節、膝関節、足根骨まで、下半身全体の関節を横方向に無理なくスライドさせ、骨を本来的な位置に戻してあげることで、膝の痛みを改善することができます。

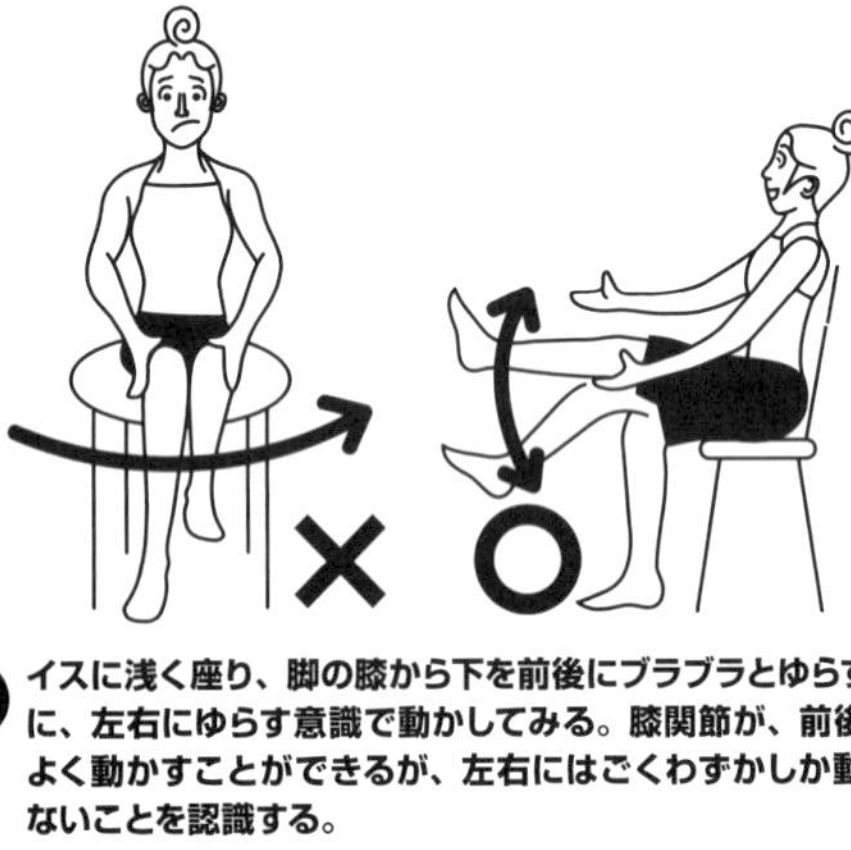

❶ イスに浅く座り、脚の膝から下を前後にブラブラとゆらす。次に、左右にゆらす意識で動かしてみる。膝関節が、前後にはよく動かすことができるが、左右にはごくわずかしか動かせないことを認識する。

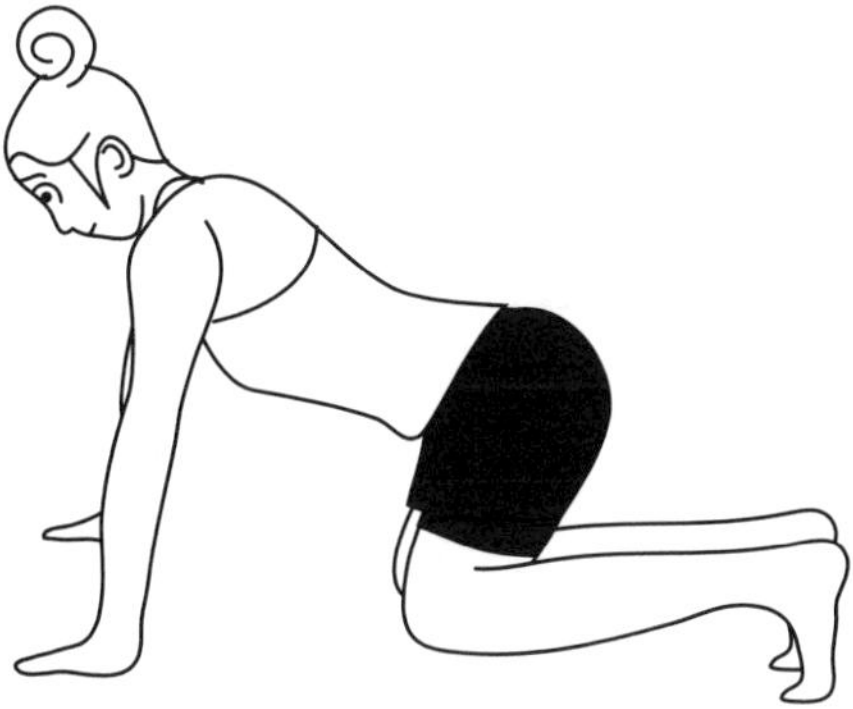

❷ 床に膝をつき、両膝を軽く開いて四つん這いの姿勢になる。そのとき、足首を立て、足の指がすべて床につくようにする。

❸ 斜め左後方におしりを引きながら、腰を落とす（骨盤を左足上に下ろすイメージで）。そのとき、左足の指の腹が、すべて床から離れないように意識しながら。左右２～10回を目安に行う。

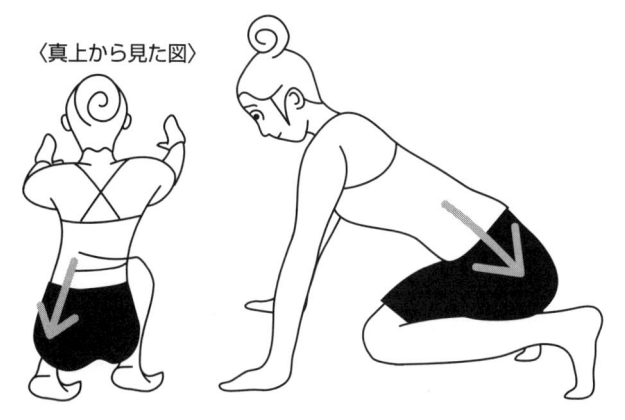

〈真上から見た図〉

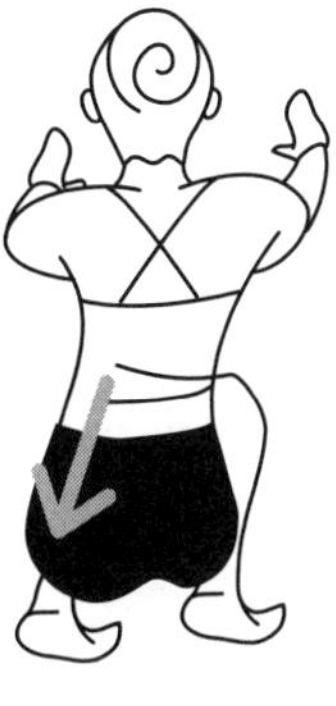

膝回し体操

歩きすぎたりして、軽く膝が痛む、というときには膝回し。足の裏も膝と一緒に動かないよう、すべてをしっかり床につけたまま行うのがポイント。膝関節への負荷を、全方向均等に整える意識で回すと効果的です。

❶ 足を腰幅に開いて立ち、左右の膝上に軽く手を置く。360度、両膝をそろえて大きくゆっくり回す。そのとき、足の裏全体が、常に床についているように。回す方向によって、足の裏の一部が床から離れる状態はダメ。

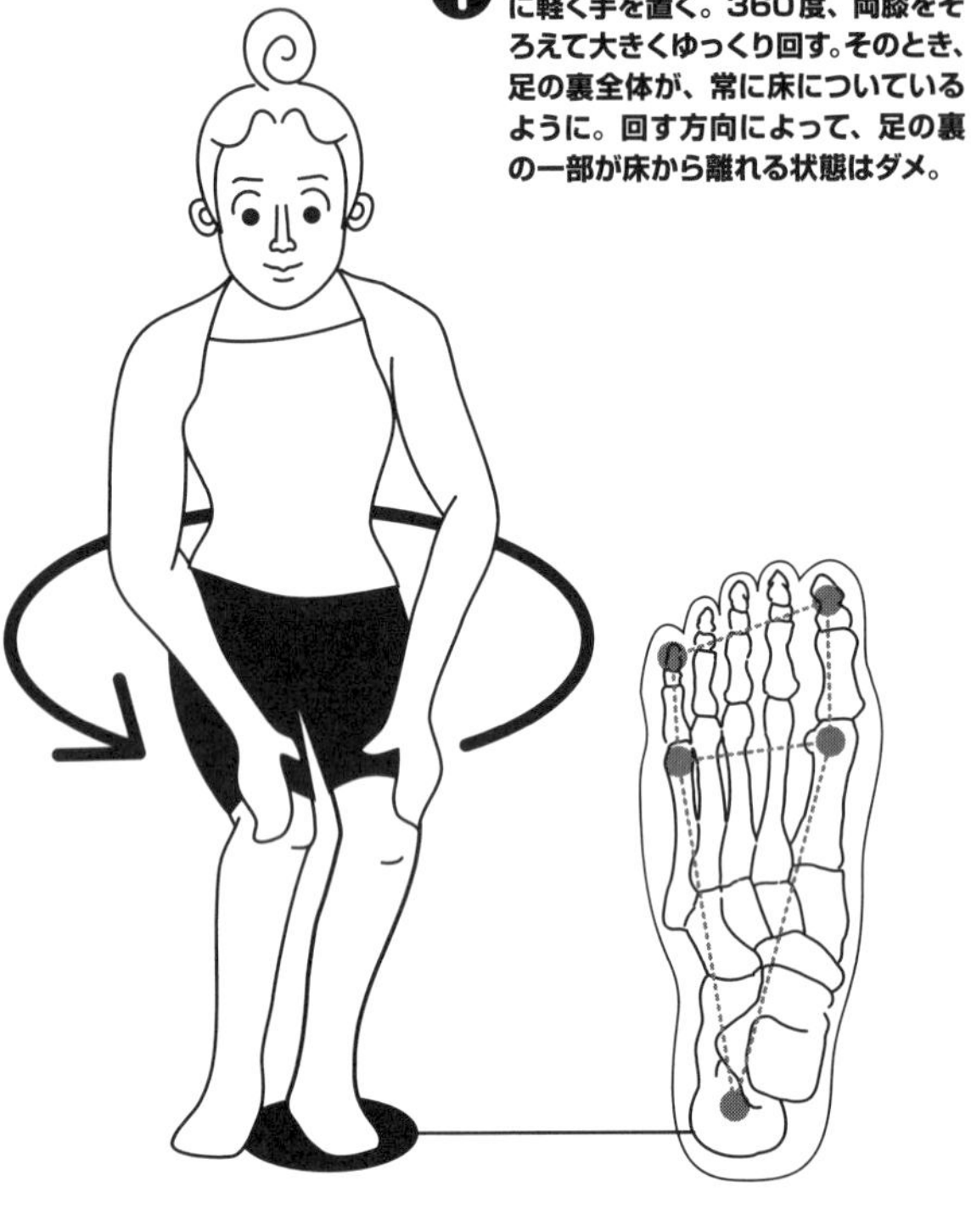

❷ 360度回転するなかで、痛みや、ひっかかる感覚のある部分を認識する。その部分のみ、回転の軌道を迂回して内側に逸らし、その他の痛くない部分はできるだけ大きい弧を描くように回転する。逆回しも同様に、各々5～6回を目安に行う。

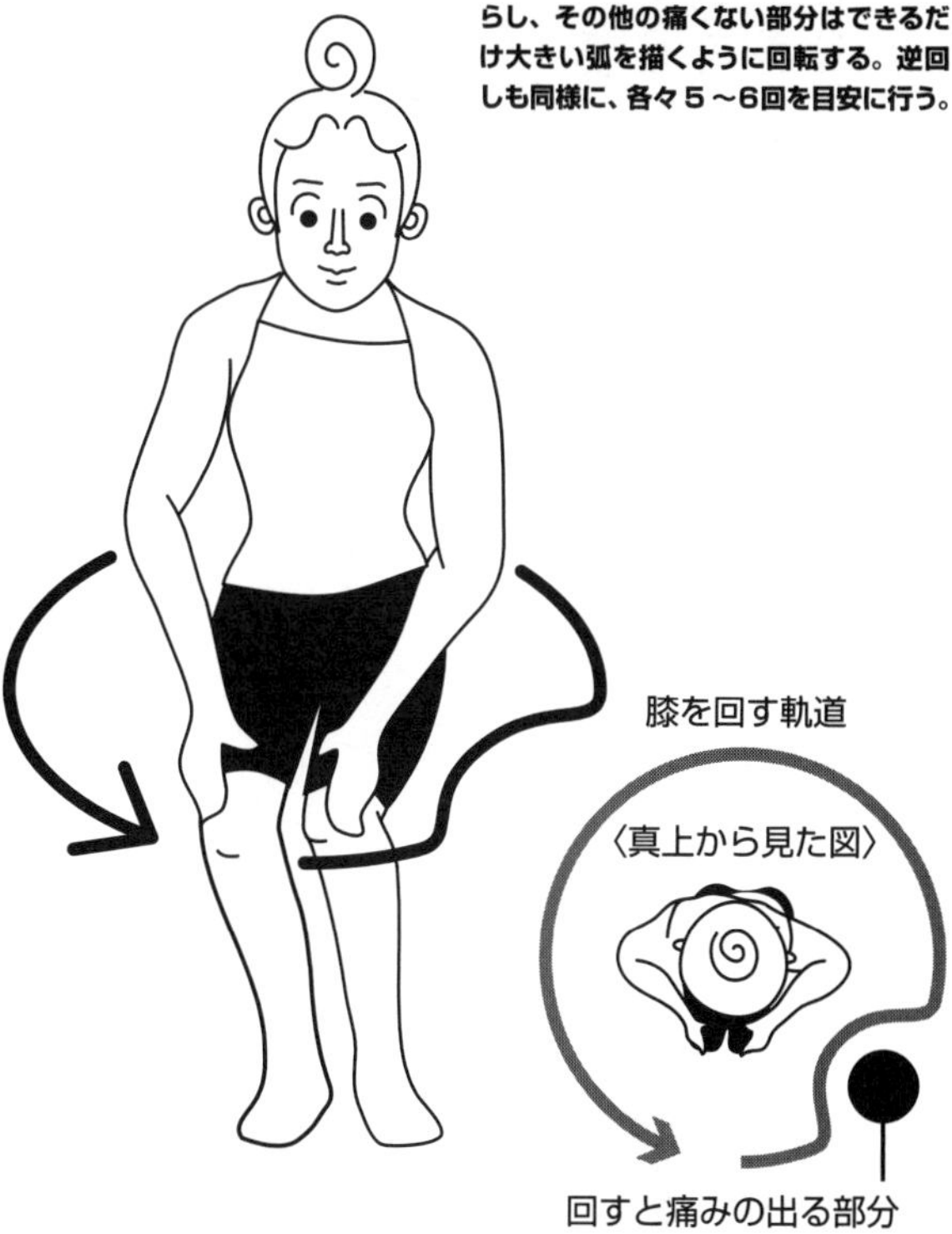

❸ 最後に、痛みを感じた部分を避けずに、❶と同様に1回大きく回し、痛みが和らいだか確認する。

腰痛を改善する体操

歩き方や座り方、普段の姿勢には千差万別の癖があります。そうした癖によって、骨盤を構成する仙骨と腸骨をつなぐ仙腸関節にずれや歪みが生じ、そのまま固定化されることで、腰痛の原因となります。もともと動きにくい仙腸関節を動かすことで、骨盤のバランスを整えます。動いて痛みがある場合はやってはいけません。

仙骨前傾・後傾体操

日常の動作ではあまり動かす機会がなく、腰痛を引き起こす原因となりがちな「仙腸関節」の固定化を解消し、動きをスムーズにする体操。仙骨を、背骨の一部だとイメージし身体を倒すことがポイントです。

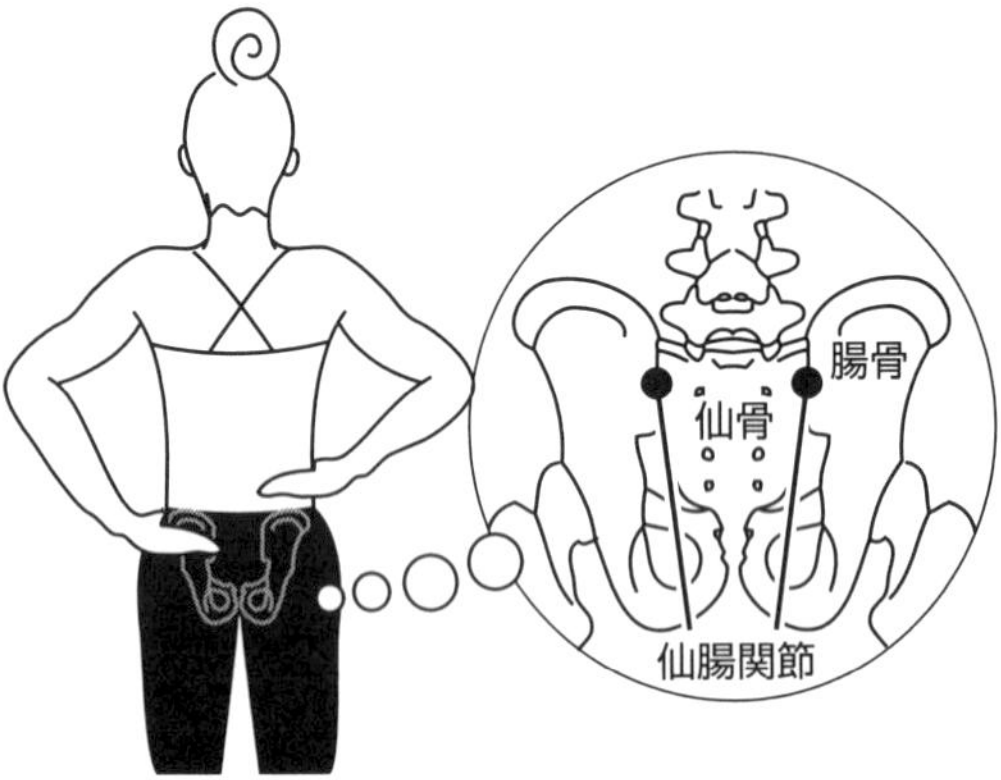

❶ 左右の腰からおしりにかけてある、骨盤の縁を手でなぞって、頭の中で骨盤の形をしっかりイメージする。おしりの中央にポコッと出た仙骨（背骨の先端のしっぽのような骨）を手でなぞって、認識する。

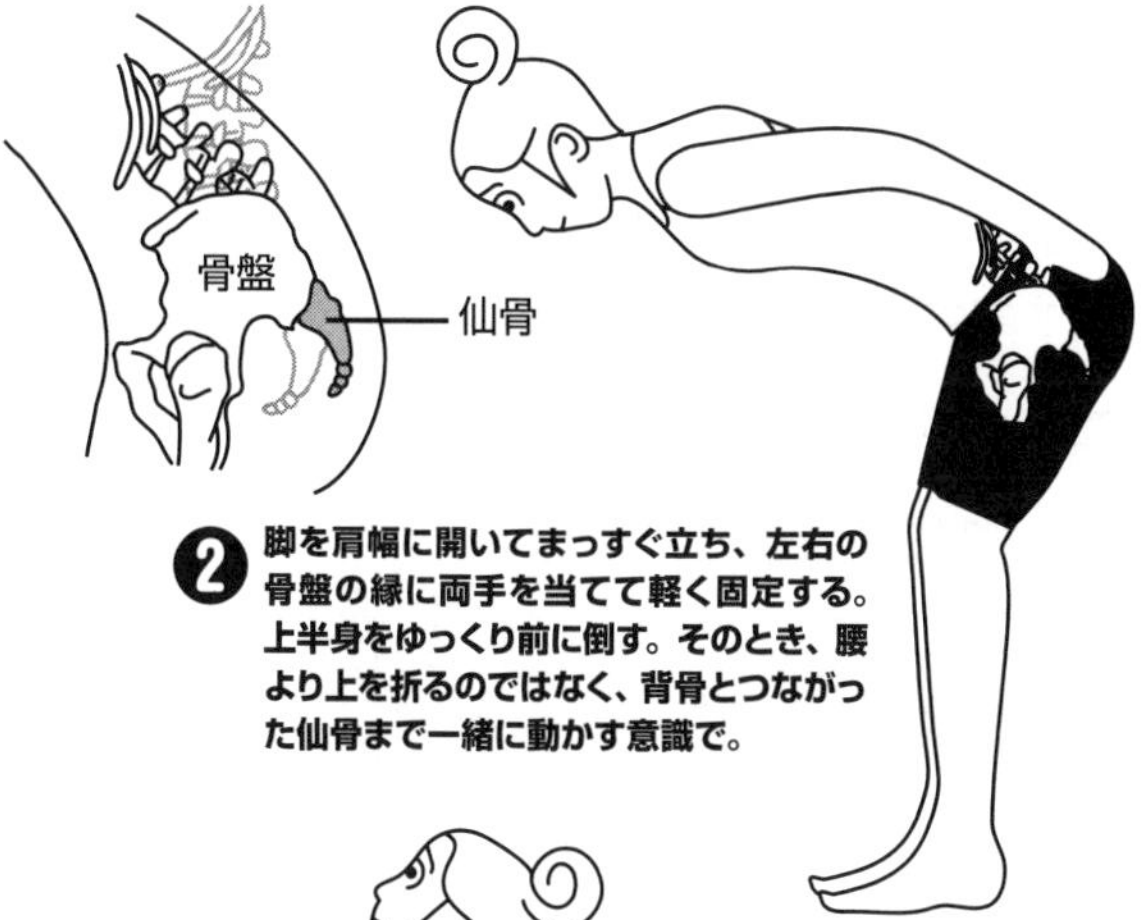

❷ 脚を肩幅に開いてまっすぐ立ち、左右の骨盤の縁に両手を当てて軽く固定する。上半身をゆっくり前に倒す。そのとき、腰より上を折るのではなく、背骨とつながった仙骨まで一緒に動かす意識で。

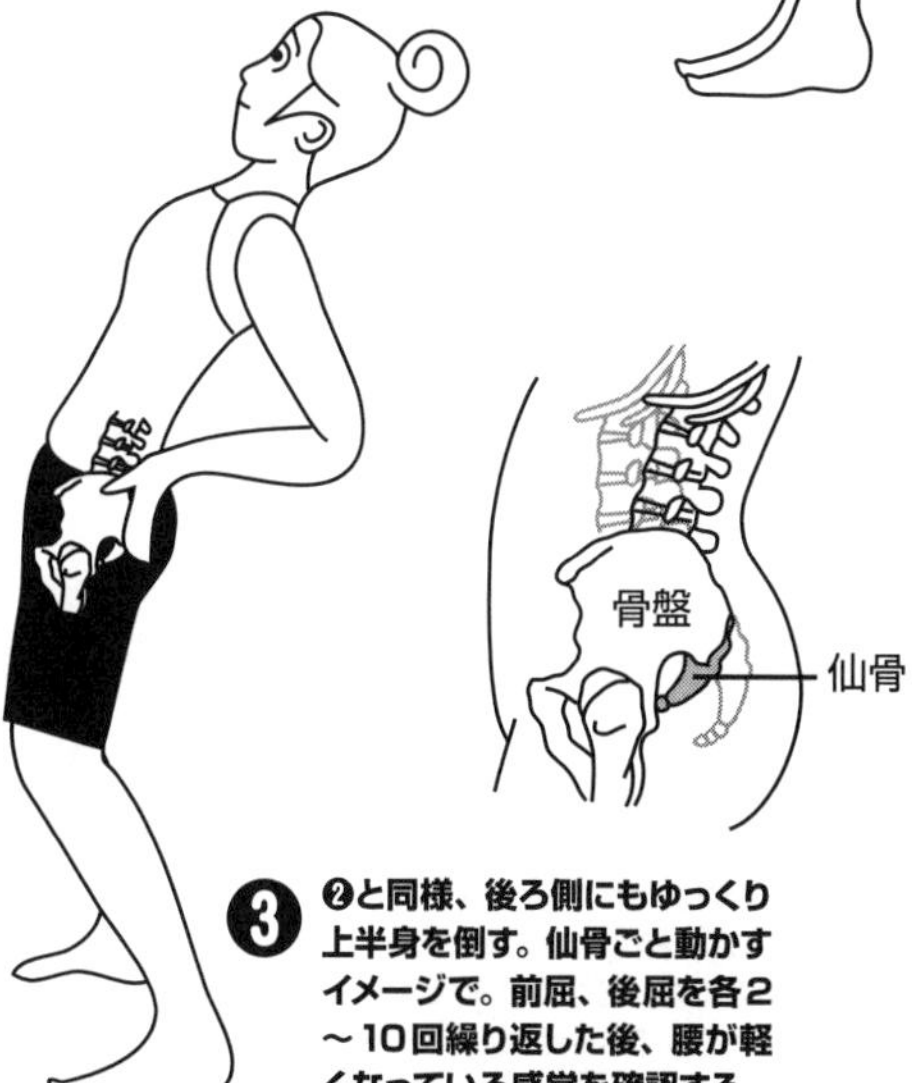

❸ ❷と同様、後ろ側にもゆっくり上半身を倒す。仙骨ごと動かすイメージで。前屈、後屈を各２～10回繰り返した後、腰が軽くなっている感覚を確認する。

骨盤回し体操

ただ漫然と腰を回すのでなく、腰を形作る骨、骨盤の形を意識して回すことで、ゆがみや凝りをより効果的にほぐす体操。1周回し、痛みやひっかかる感覚のある部分を認識し、そこを避けて回すことがポイントです。

❶ 左右の腰からおしりにかけての骨盤の縁を手でなぞり、骨盤の形をイメージする。脚を肩幅に開いて立ち、左右から骨盤を支えるように、体の中央（おへそのあたり）に向かって手で押し、適度に圧力をかける。

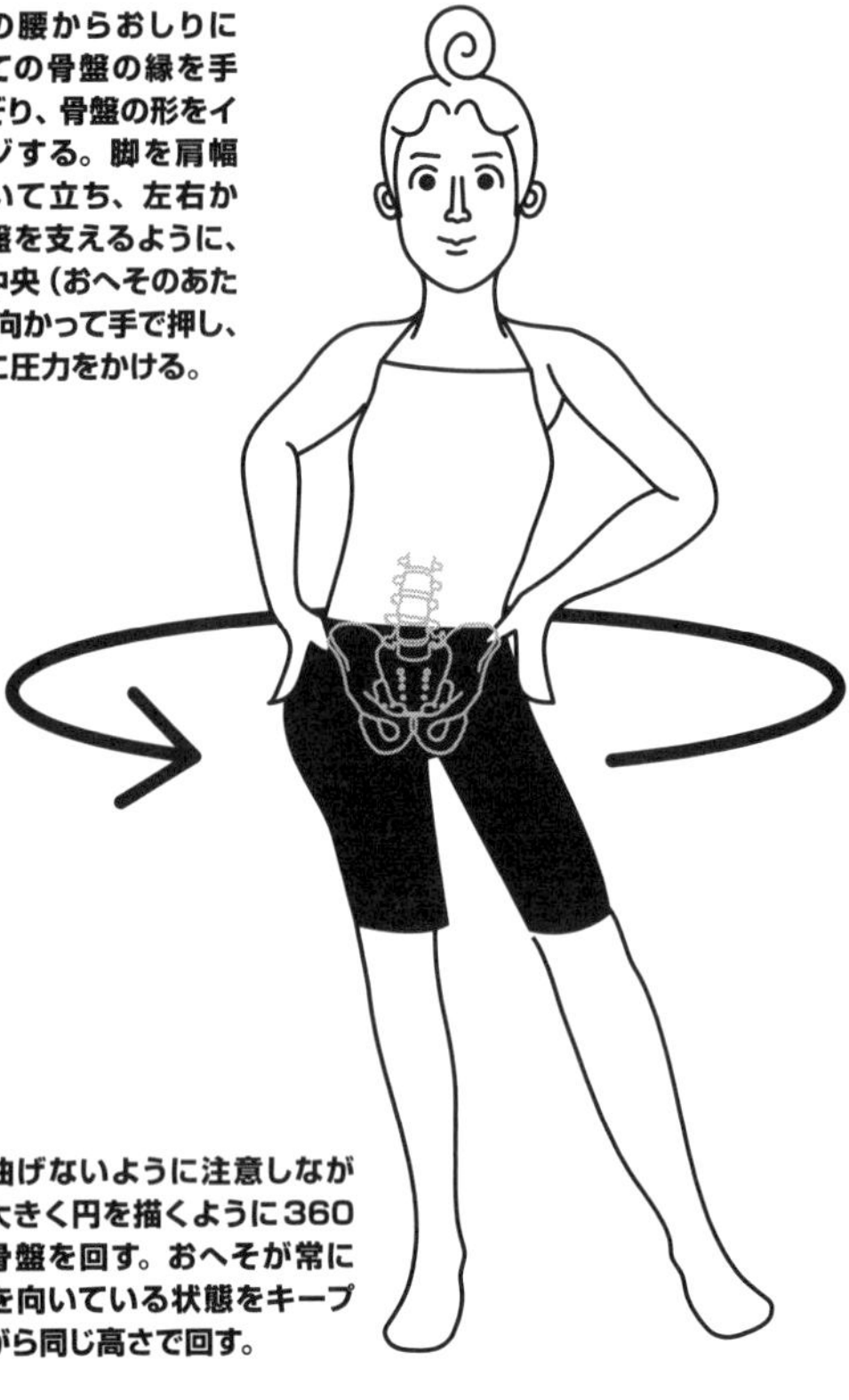

❷ 膝を曲げないように注意しながら、大きく円を描くように360度、骨盤を回す。おへそが常に正面を向いている状態をキープしながら同じ高さで回す。

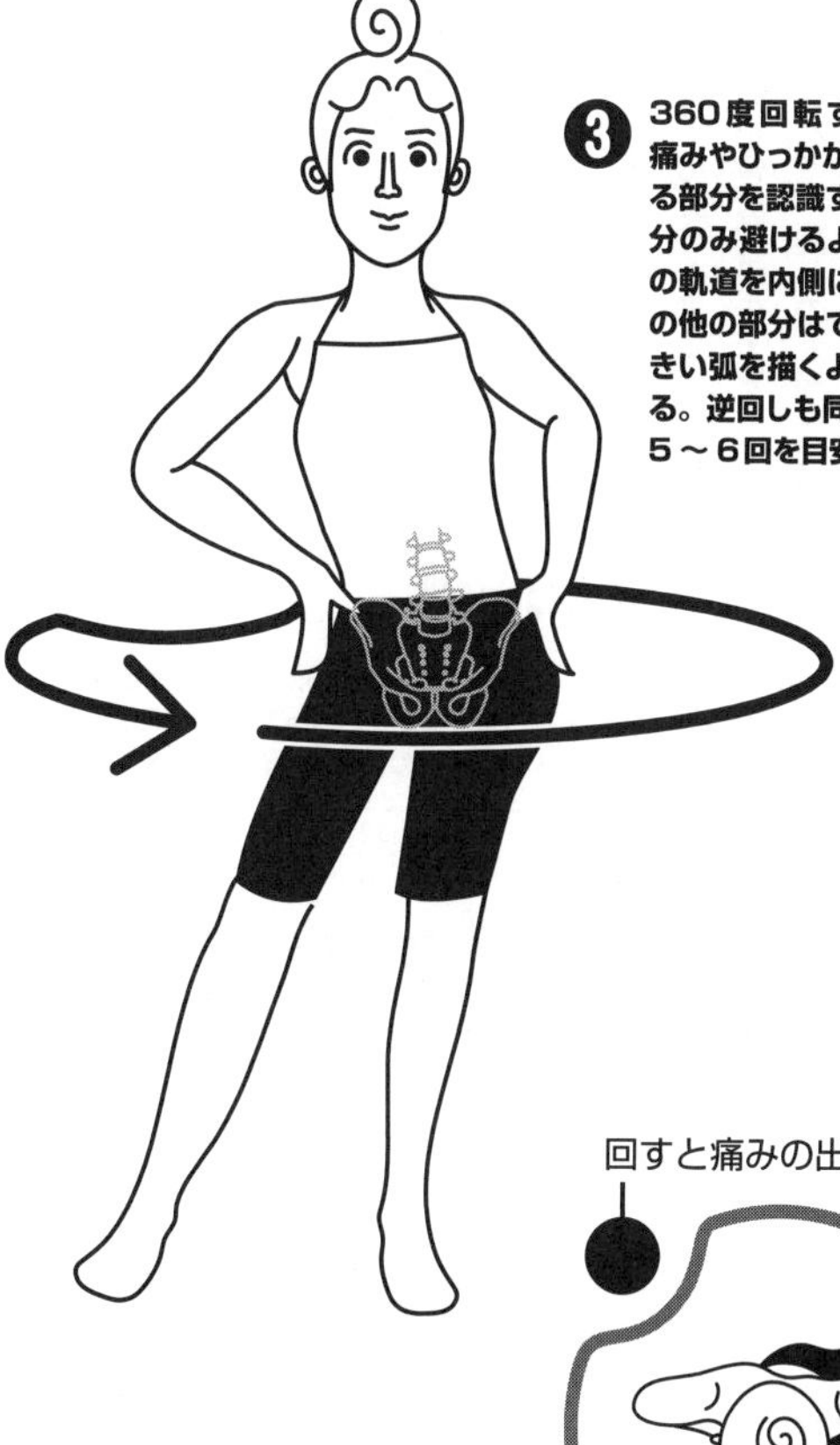

❸ 360度回転するなかで、痛みやひっかかる感覚のある部分を認識する。その部分のみ避けるように、回転の軌道を内側に逸らし、その他の部分はできるだけ大きい弧を描くように回転する。逆回しも同様に、各々5～6回を目安に行う。

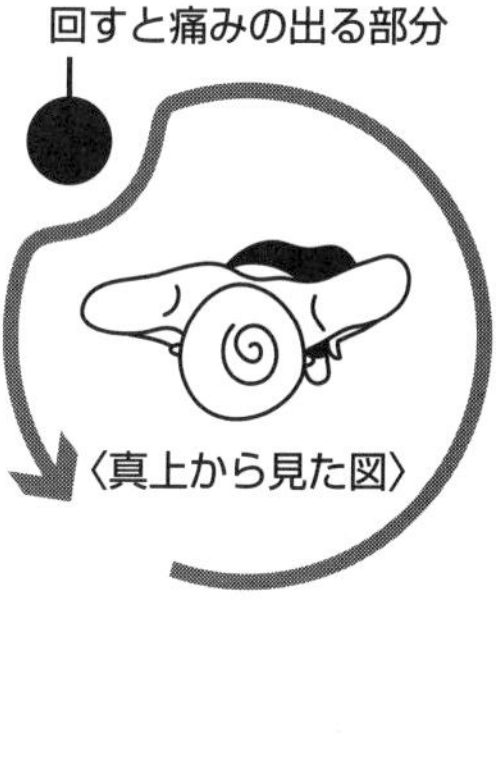

❹ 最後に、痛みを感じた部分を避けずに、❷と同様に１回大きく回し、痛みが和らいだか確認する。

肩痛 を改善する体操

肩の痛みや凝りの原因は肩周辺の骨に生じたずれや歪みであることが大半です。肩こりと関係が深いのは、肩甲骨をはじめ、頸椎《けいつい》、鎖骨など日常の動作では動かしにくい骨。偏った位置で固定化し、周辺の関節の動きが悪くなりがちです。肩甲骨を肋骨の上で大きく動かすことで、肩痛の大幅な改善が期待できます。

肩甲骨スライド体操

肩甲骨は、どの骨にも固定されていない独立した1枚の骨。日常で動かしにくい肩甲骨を意識し、肋骨の上をなめらかにすべらすことができるようにします。動きが悪くなりやすい肩甲骨の上部内側を特に意識して。

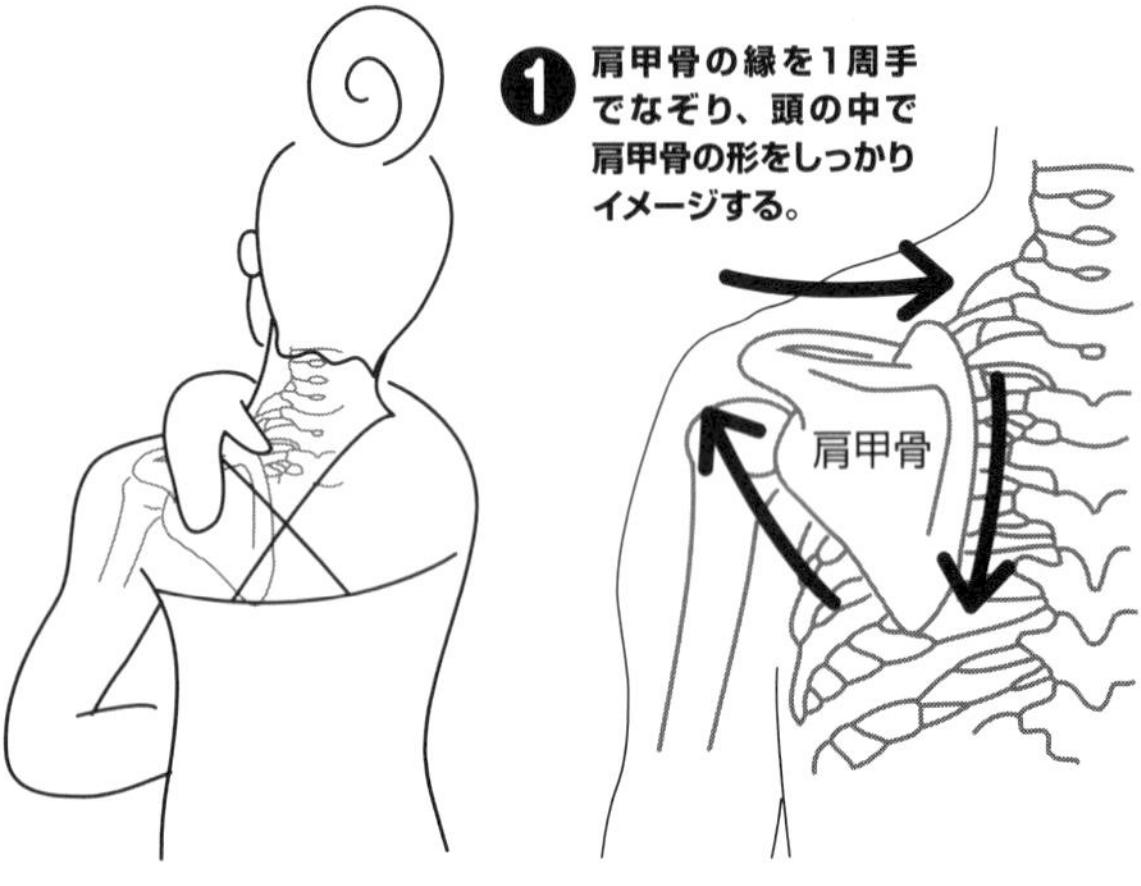
❶ 肩甲骨の縁を1周手でなぞり、頭の中で肩甲骨の形をしっかりイメージする。
肩甲骨

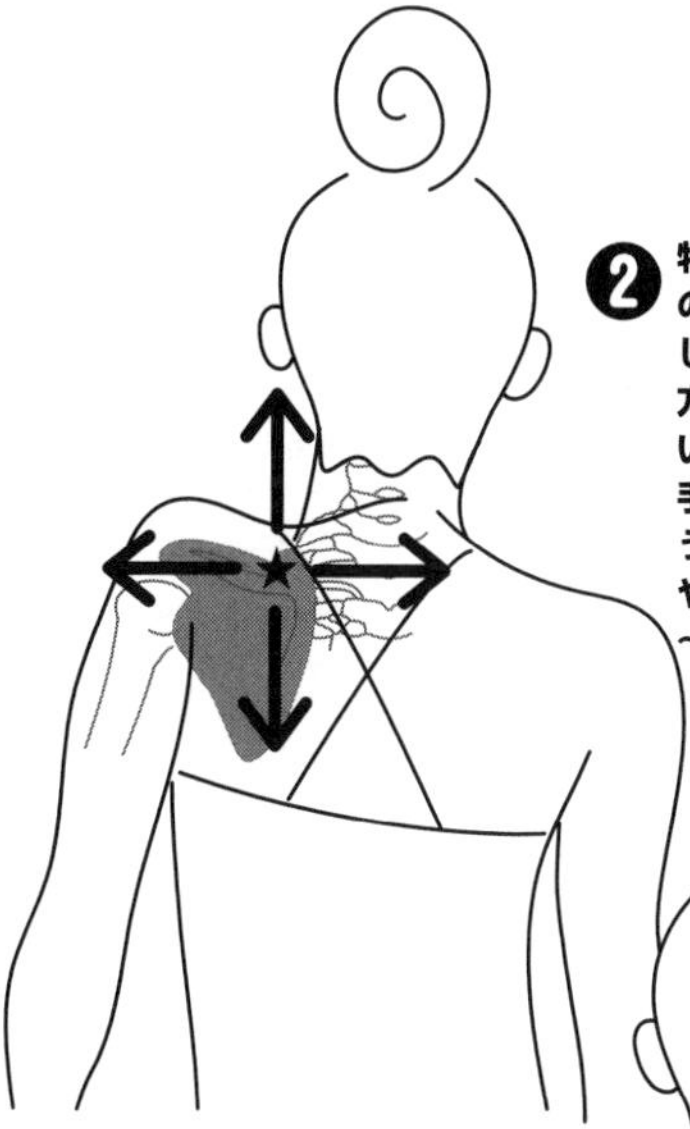

2 特に動きを認識しづらい肩甲骨の内側上の角（図の★）を意識しながら、肩甲骨を上下、左右方向にすべらせる。パートナーがいれば、肩甲骨を前、後ろから手ではさんで圧力をかけてもらうと、肩甲骨のすべりを認識しやすい。左右とも同様に、各2〜10回を目安に行う。

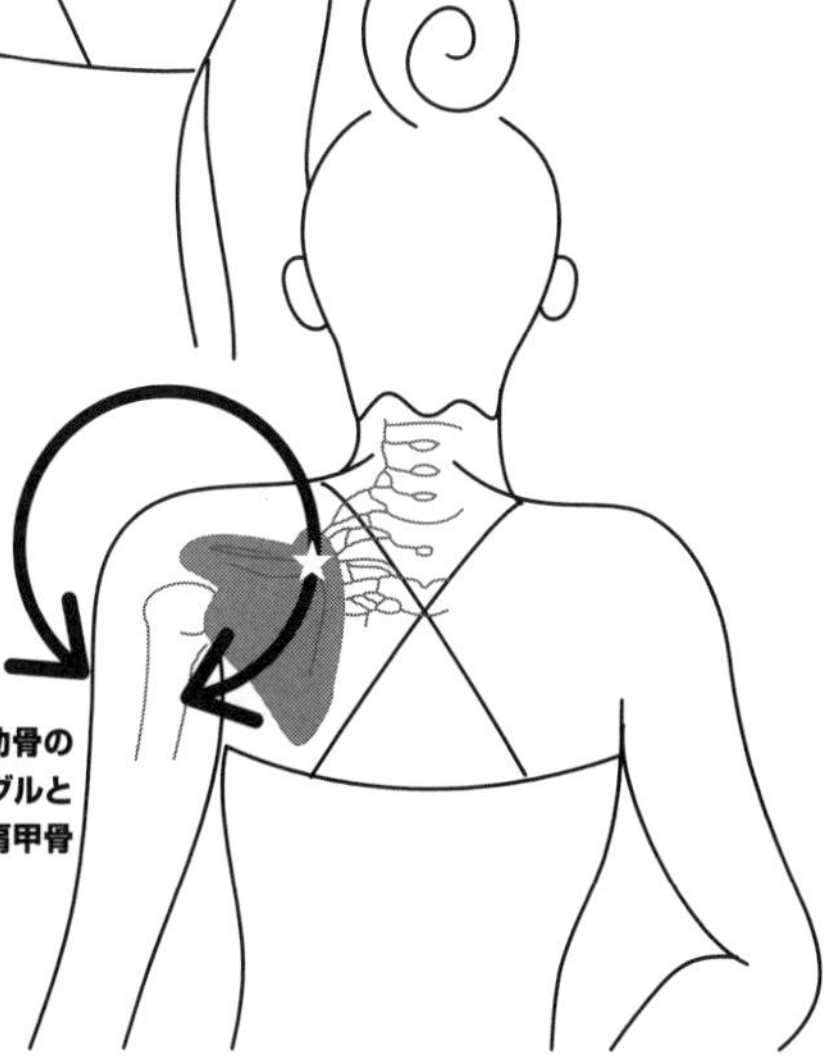

3 慣れてきたら、肋骨の骨格上で、グルグルと円を描くように肩甲骨をすべらせる。

4 肩甲骨付近の背中が、軽く感じるようになったか確認する。

肋骨上下運動体操

肋骨は、鎖骨の下から脇腹までの、大きなかご状の骨格。中央の支柱ともいえる、胸骨と背骨のIラインを「カヌー」、左右の肋骨全体を「オール」に見立て、上下逆方向に動かすことで、肩～背中の凝り固まりが解消できます。

❶ 肋骨全体を手でなぞり、頭の中で肋骨の形をイメージする。鎖骨の下から脇腹まで、前、背中、脇もなぞり、かご状の肋骨の形状を認識する。胸の中心にある1枚の骨、胸骨を手でなぞり、形をイメージする。背中中心の背骨も同様に。

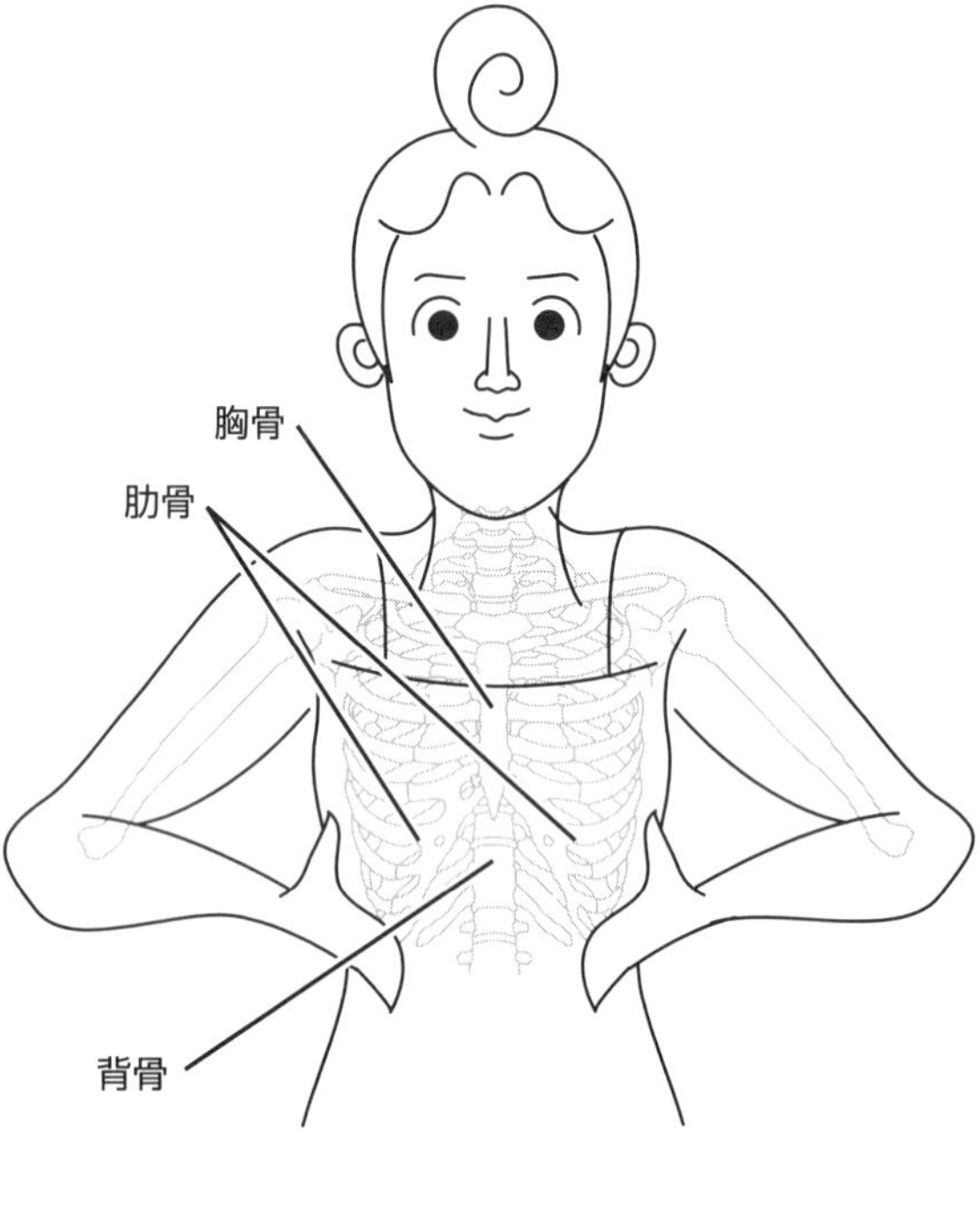

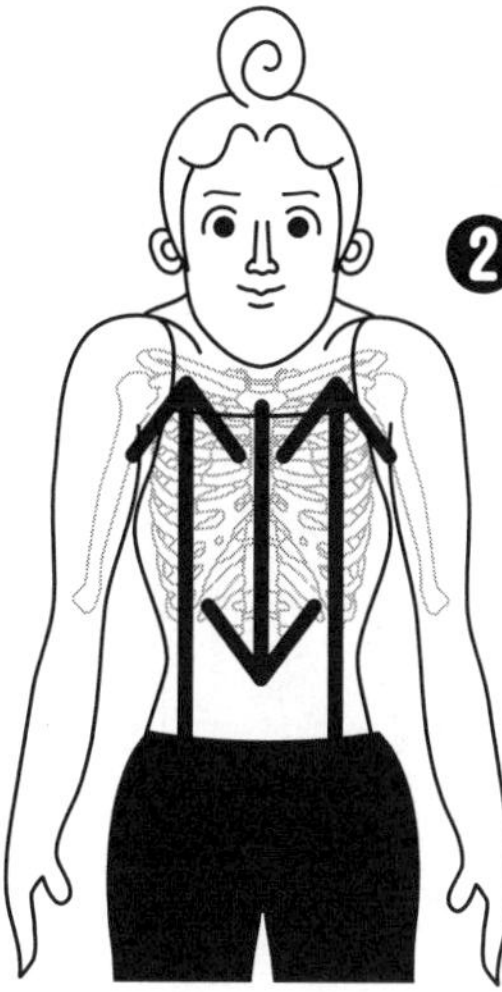

❷ 左右の肋骨全体を上方向に引きあげ、同時に胸骨と背骨を下方向に縮める。

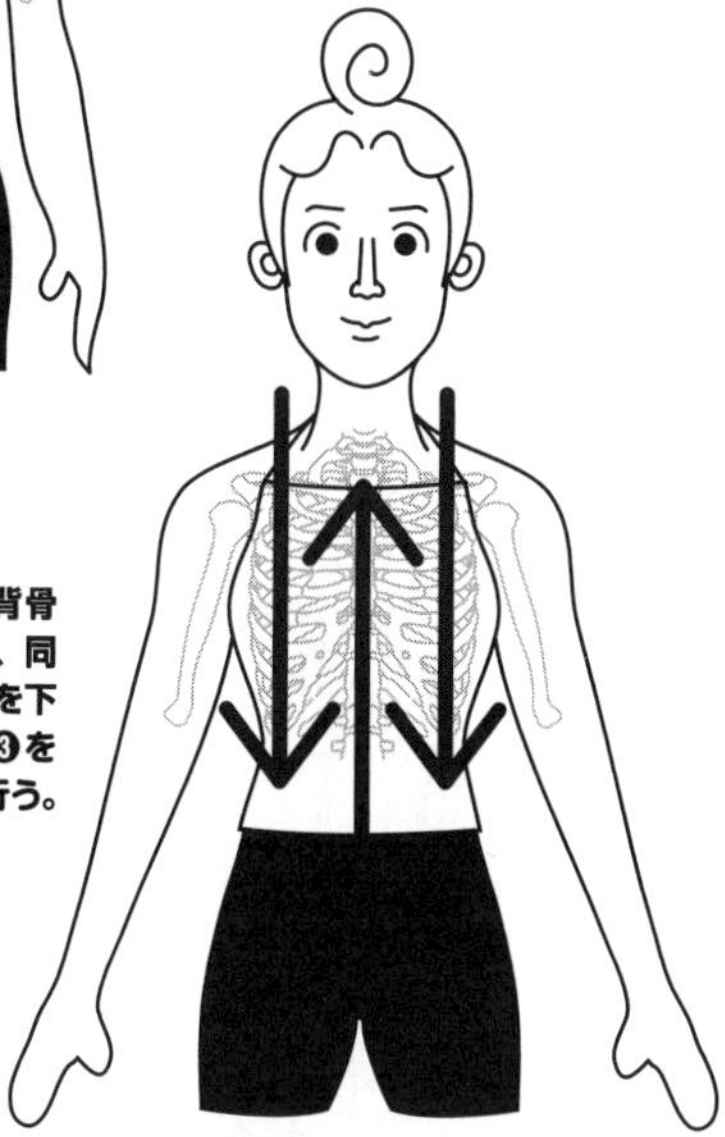

❸ ❷とは逆に、胸骨と背骨を上方向に引きあげ、同時に左右の肋骨全体を下方向に下ろす。❷と❸を各2～10回を目安に行う。

❹ 力を抜いて、背中と胸の上部、肩の縁全体が軽く感じるようになったか確認する。

首回し体操

肩から首にかけて痛みがあるとき、頭から上を無造作にグルグル回すのは、逆に首を痛めるもと。背骨の上にある首の骨「頸椎」ごと、つまり首の根元から大きく回す運動が、肩から首の痛みの解消へ導きます。

❶ 頭を前に倒したときに、頭の付け根から下へ向かって首をなぞり、最初に触れる「頸椎7番」の骨を、手で触ってしっかりイメージする。

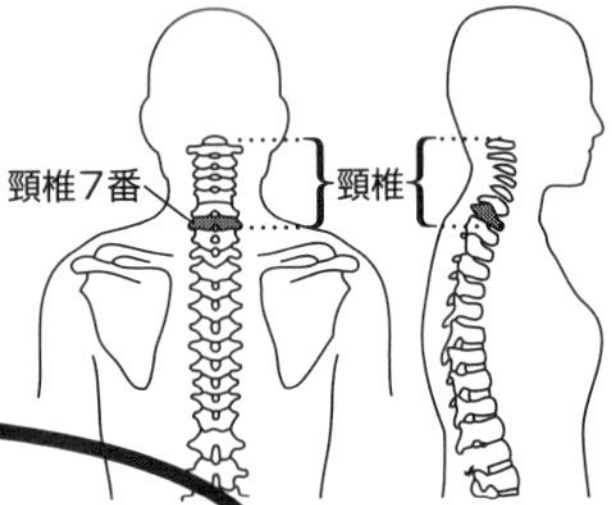

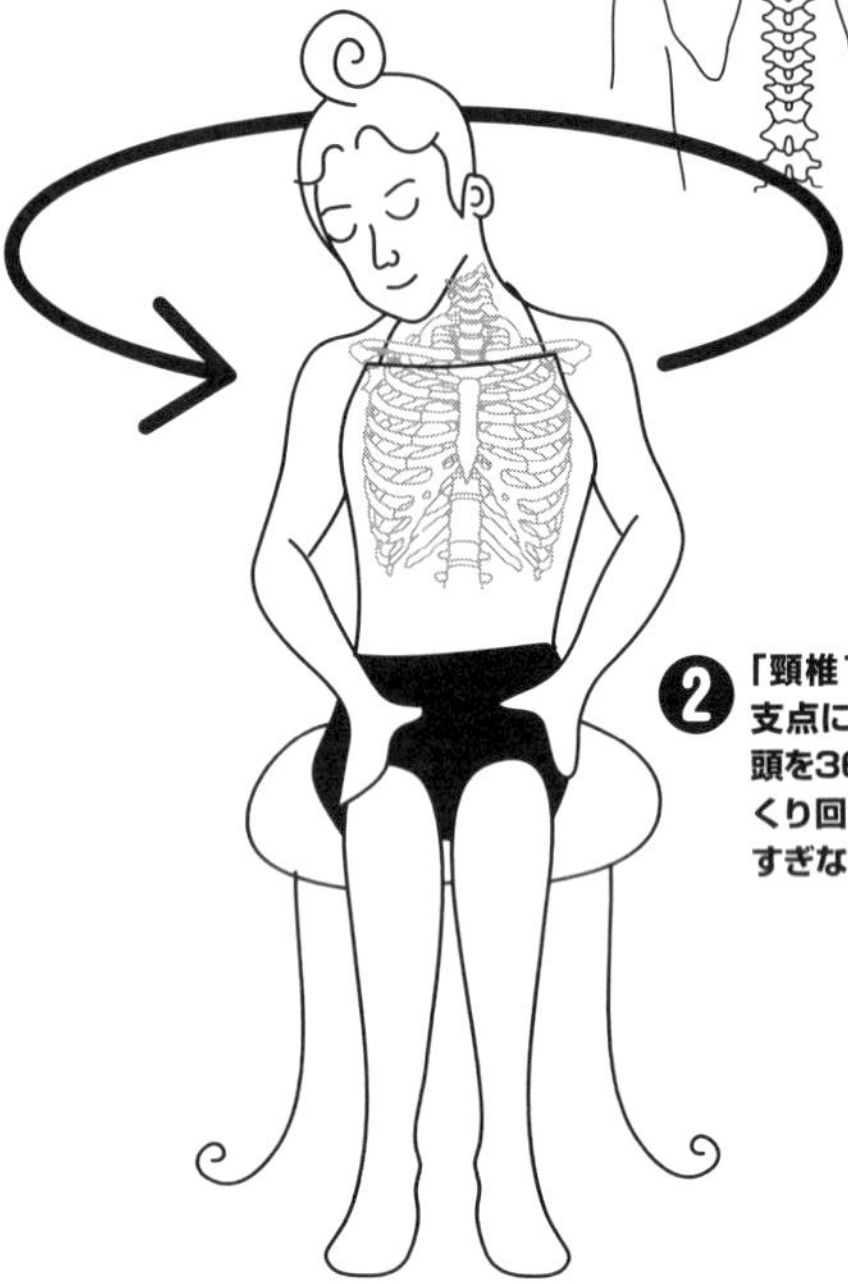

❷ 「頸椎7番」の真下あたりを支点にするイメージで、首と頭を360度に1回、大きくゆっくり回す。後ろには首を倒しすぎないように注意。

❸ **360度回転するなかで、痛みやひっかかる感覚のある部分を認識する。その部分のみ、回転の軌道を迂回して内側に逸らし、その他の部分はできるだけ大きい弧を描くように回転する。逆回しも同様に、各５～６回を目安に行う。**

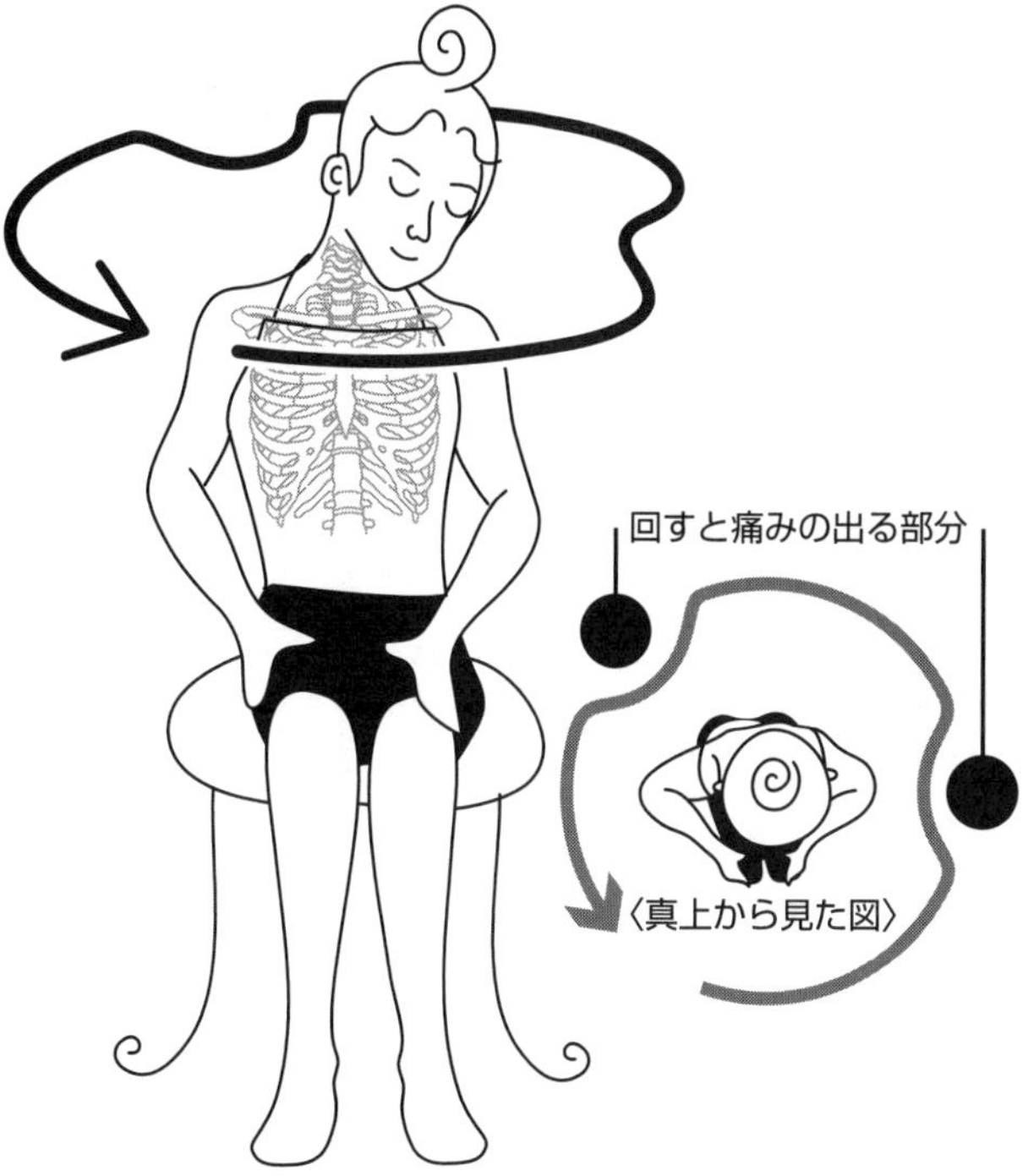

❹ **最後に、痛みを感じた部分を避けずに、❷と同様に１回大きく回し、痛みが和らいだか確認する。**

不調をため込まないための30秒整体術

●目のかすみをとる

長い間、本を読んだり、パソコンの画面を見ながら作業をしていると、だんだんと目が疲れて、物がかすんで見えてくるようになります。そんなときは、目のまわりの筋肉の凝りをほぐすと、疲れがとれて、かすみ目が解消されやすくなります。

目をギュッとつぶって、パッと見開くといった動作を繰り返すと目がスッキリしてきますが、ただ目を大きく開けるだけでなく、骨を意識して目を開ける動作をすると、目のまわりの筋肉をより効果的にほぐすことができるようになります。

眼球が収まっている頭蓋骨は、ひとつの骨でできているわけではなく、いくつかの骨がつながり合ってできています。ちょうど両目の目頭側、目尻側に、頭蓋骨のつなぎ目があるので、このつなぎ目を上下に引き離すイメージで目の周辺を動かしてみましょう。すると、ただ目を見開くよりも、目の周辺の筋肉の凝りがほぐれます。

目のかすみをとる整体術

目の高さで頭がい骨のつなぎ目を
上下に引き離すイメージで、目を見開く

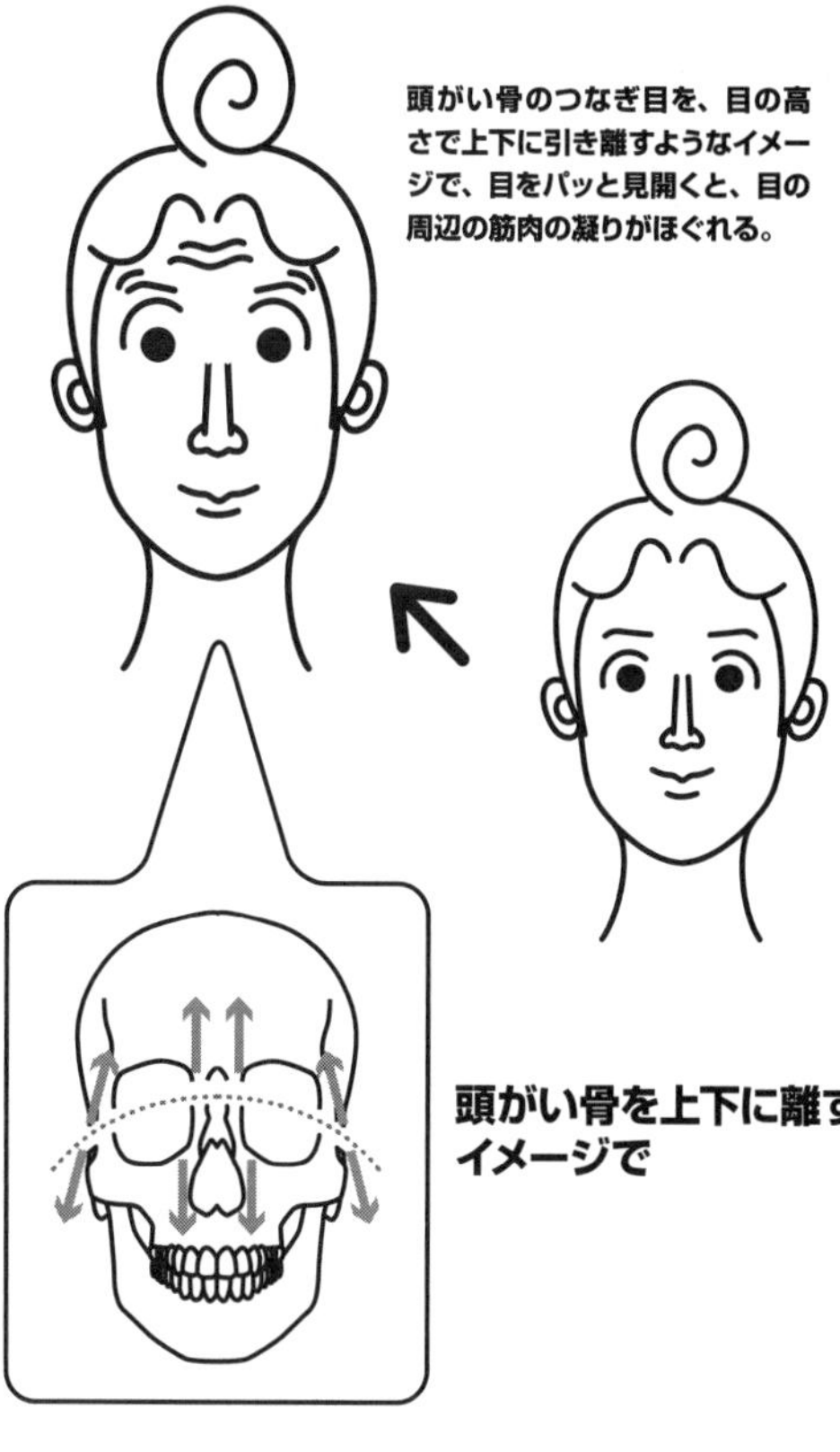

頭がい骨のつなぎ目を、目の高さで上下に引き離すようなイメージで、目をパッと見開くと、目の周辺の筋肉の凝りがほぐれる。

頭がい骨を上下に離すイメージで

●集中力を高める

勉強中や仕事中は、できるだけ集中力を高めて、作業効率をあげたいものです。集中力が下がる原因は多々ありますが、鼻腔が狭くなり鼻の通りが悪くなるのも、集中力を低下させる原因のひとつです。実際、副鼻腔炎などで極度に鼻が詰まると、頭がボーッとして集中力が著しく低下することがあるでしょう。

しかし、鼻の通りが悪くなるのは、風邪や副鼻腔炎などで鼻水が詰まるという理由以外にも、生理的な「鼻周期」による影響が関係していることもあります。

鼻腔は外気の温度によって、広くなったり、狭くなったりして、空気の通る量を調整しているのですが、多くの場合、左右の鼻の通りが左右交互によくなったり、悪くなったりします。これが鼻周期です。

これは生理的なものなので、鼻の病気というわけではありませんが、ここぞという場で集中力を高めたいときには、鼻周期による鼻の閉塞感を意識的に取り除くことができます。

「目のかすみをとる」のページのなかで、頭蓋骨は複数の骨がつながり合ってできている、とお話ししました。ちょうど鼻の上に位置する顔の中心線にも、そのつなぎ目は存在しています。このつなぎ目を意識して、頭蓋骨を左右に開くようなイメージで顔を動かします。

といっても、どうすれば頭蓋骨を左右に開けるのか、イメージがつかみにくいと思うので、どんな表情を作ればいいのか具体的にお話ししておきましょう。

まず、左右の鼻孔を大きく膨らませますが、このとき、単に小鼻を膨らませるのではなく、鼻の奥まで広げるという意識で膨らませるのがポイントです。さらに、口の両端を左右に引っ張るように引き伸ばします。

コツをつかむまで、この顔を作るのは少し苦労するかもしれませんが、大事なのは、顔の中心線に頭蓋骨のつなぎ目があることをイメージし、そのつなぎ目を左右に開く、という感覚を持つことです。

人前では少々躊躇してしまう顔になってしまいましたが、この顔、どこかで見たことのある顔に似ていると思いませんか?

そう、天狗の顔です。

天狗の伝説は、その昔、夜の暗い山中を走り回る山伏の姿を見た人が、その奇怪な風貌から「天狗」と間違えたことから始まったとも伝えられているのですが、実は、山伏は暗闇を走るときに、本当にこの天狗のような顔をして走ることがあるのです。

この表情には、鼻の通りをよくして集中力を高めるだけでなく、実は、暗い場所でも最大限に視力が働くよう、瞳孔を開くことができる表情でもあります。

とはいえ、暗い場所でもよく見えるからと、街中をこの顔で歩くわけにはいかないので、瞳孔を開く目的でこの顔を作る人は、一般の方のなかにはいないでしょう……。

●指先の疲れをとる

ピアノやパソコンなど、指先を酷使した後に感じる指先に疲れを解消するのに効果的なのが、通称「指のキャタピラ運動」です。

長時間ピアノを弾いたり、キーボードを叩いたりしていると、指の関節に微妙なず

集中力を高める整体術

顔の中心から頭がい骨を左右に開くイメージで 鼻孔と口を横方向に引き伸ばす

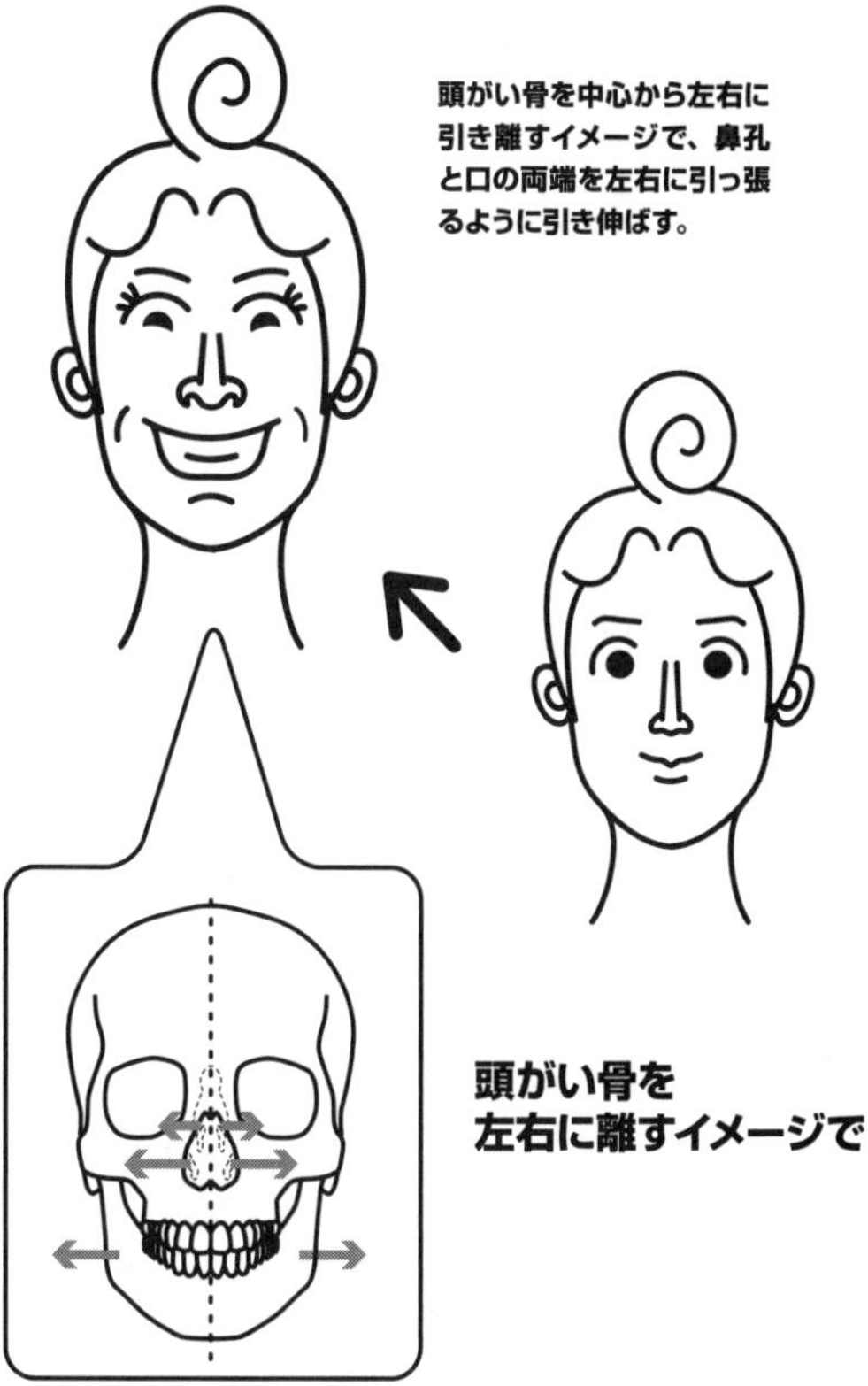

頭がい骨を中心から左右に引き離すイメージで、鼻孔と口の両端を左右に引っ張るように引き伸ばす。

れが生じたり、とどこおりができて、疲労を感じるようになりますが、このキャタピラ運動によって、指を違った角度で曲げたり伸ばしたりすることで、関節の位置を調整したり、とどこおりを解消することができます。

キャタピラ運動のあとは、指の動きがよくなるだけでなく、ピアノを弾く場合では、指がよく動くようになります。

キャタピラ運動は、すべての指に同様に行いますが、ここでは左手の人差し指を自分の右手を使って動かす場合を例に説明します。

左手の指は力を入れずに指を伸ばして、軽く開きます。人差し指の指先を右手の人差し指と親指で軽くつまみ、第一関節、第二関節、指の付け根の関節の順に、上から順番に関節をひとつずつ折りたたむように、指を下方向に動かします。

指の付け根の関節まで折りたたんだら、今度は、下から順番にひとつずつ伸ばして元に戻していきます。折りたたむ、伸ばす、の動きを、数回ずつ繰り返します。

最初はゆっくり、慣れてきたら次第にスピードをあげながら動かしてみましょう。

指先の疲れをとる整体術

３つの関節をキャタピラの要領で
順に折りたたんでは伸ばす、を繰り返す

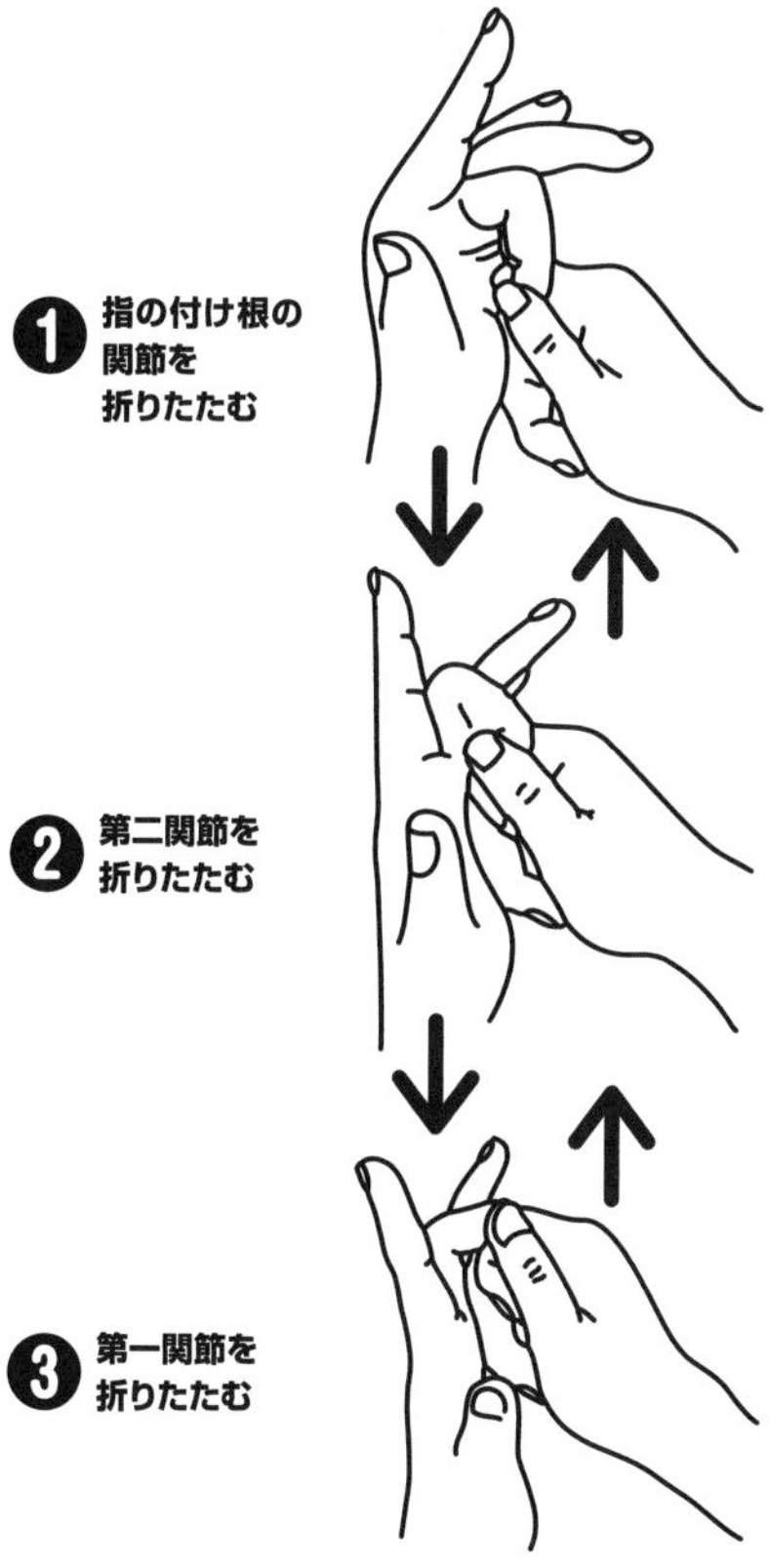
❶ 指の付け根の関節を折りたたむ
❷ 第二関節を折りたたむ
❸ 第一関節を折りたたむ

●手足のだるさをとる

手のひらの付け根には、手根骨《しゅこんこつ》と呼ばれる8個の小さな骨の集まりがあります。また、足の付け根にも、足根骨《そっこんこつ》と呼ばれる7個の小さな骨の集まりがあります。

しかし、医者やスポーツ業界の人、あるいは整体に興味がある人でもなければ、そんな骨があることを知っている一般人は、そう多くはいないでしょう。

手足の指は、指の股から先だと思っている方が大半ではないでしょうか。しかし、本来の指は、この手根骨、足根骨といわれる場所から生えています。

左ページの骨格図で骨の構造を見ればおわかりですね。

自分が思っている指のイメージより、指はずっと長いものだということがおわかりいただけたでしょうか。

しかし、通常では、指は手根骨、足根骨から生えているという意識がないので、指の股から先の「見た目」の指だけを動かしていることが大半です。そのため、手根骨、足根骨まで動かされることがないので、そこにとどこおりが生じます。

そのとどこおりが、だるさの原因です。

手足のだるさをとる整体術

指先から、根元の手根骨、足根骨に向かって押し込みながらグルグル回してほぐす

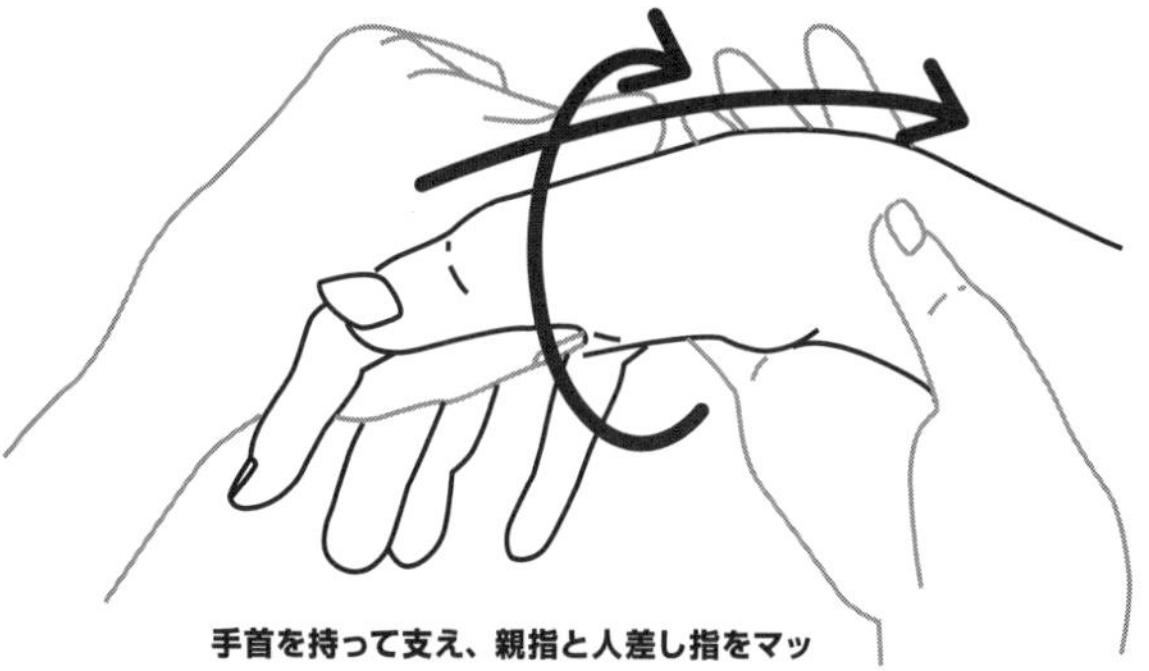

手首を持って支え、親指と人差し指をマッサージする手の指（図では中指）の間に深く差し込んで固定し、手首に押し込むようにグルグル回転させる。他の指も同様に行う。

手足の指の骨は、指の股から生えているのでなく、手は「手根骨」、足は「足根骨」とよばれる付け根の骨から生えている。

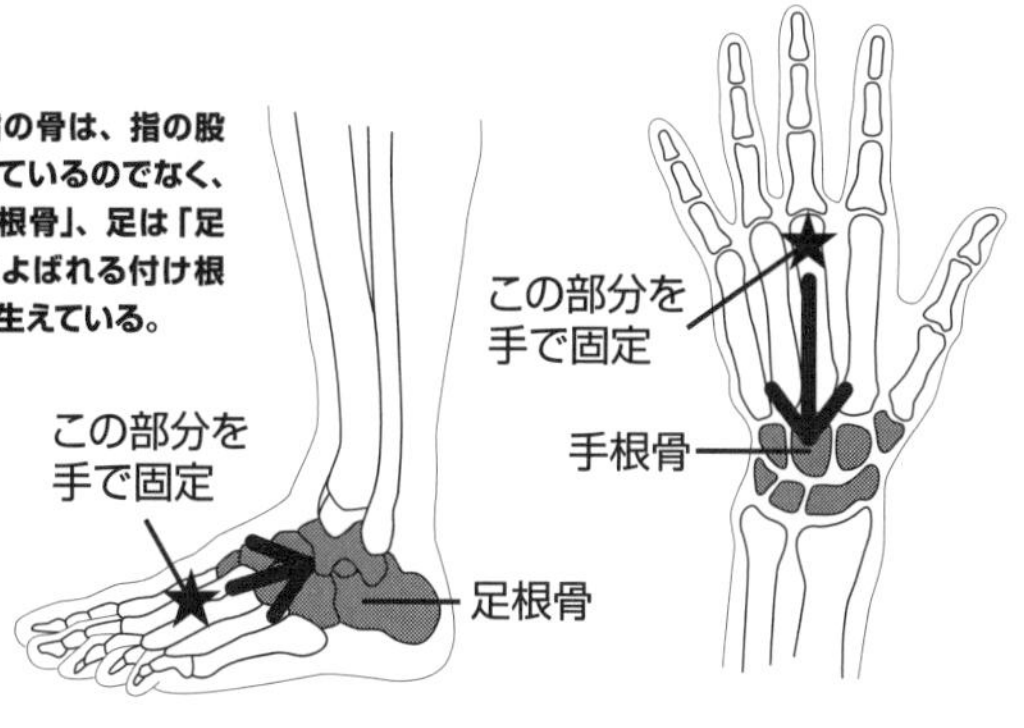

ですから、手足にだるさを感じたときには、この手根骨・足根骨と呼ばれる骨をもみほぐすようにマッサージすると、非常に効果的にだるさをとることができます。

手根骨のマッサージを自分ひとりで行うのは難しいので、パートナーにやってもらうようにしましょう。手のだるさがすっきり取れて、手や指先に活力が戻ります。
まず、マッサージをする手の、手首付近の親指側と小指側を下側から支えます。そして、親指と人差し指を、マッサージする手の指の間に深く差し込み固定します。指先から手根骨までの1本のラインを意識して、指の骨を、手の根元にある手根骨に軽く押し込むように圧迫しながら、円を描くようにグルグルと回します。慣れれば、自分でもできるようになります。

足根骨のマッサージは、ひとりでも手軽にできるものです。
まず、足の親指側と小指側を持って支えます。手根骨のマッサージと同じように、足の指の骨を、足の根元にある足根骨に押し込むように、グルグルと回します。

長時間、歩き続けたり、立ち続けたりしたときに感じる足の疲労回復に効果的です。

●眠気をとる

人間は二足歩行で両手が解放され、以来、指先を器用に使うことで脳を発達させてきたといわれています。このことからもわかるように、指先を動かすと、脳は刺激を受けて活性化します。

また、指先を刺激することは、脳だけでなく内臓の働きをよくすることも広く知られているところです。

針やツボといった東洋医学の世界では、指先や足先、耳といった身体の末端を刺激することは、全身の機能を高めるということが古くから知られ、実践されてきたことです。

特に、指の第一関節を集中的に動かすと、頭がスッキリして、眠気がとれます。

指の第一関節曲げ運動も、すべての指に同様に行うものですが、ここでは便宜的に、左手の中指を自分の右手を使って動かす場合を例に説明しましょう。

左手の中指の第一関節のやや下に左手の親指を当て、左手中指を固定します。左手中指の指先を右手の人差し指と親指で軽くつまみ、第一関節から中指を下方向に折り曲げ、すばやくまたまっすぐに戻します。この動作を2～3回繰り返し、最後に左手の中指の先を少し力を入れてつまみ、右手で指を引っ張るようにして抜きます。

これをすべての指に行います。

観劇中や会議中など、どうしようもない眠気に襲われたときは、ササッとこの指の第一関節曲げ運動をして、眠気をとりましょう。

●お通じをよくする

快便は健康の基本。おなかの調子が悪くて便がゆるいのも、便秘でお腹が張って痛いのも、どちらもつらいものです。

お通じの良し悪しは、食事や運動といった生活習慣で決まるともいいますが、大腸

眠気をとる整体術

第一関節を集中的に動かしては放す

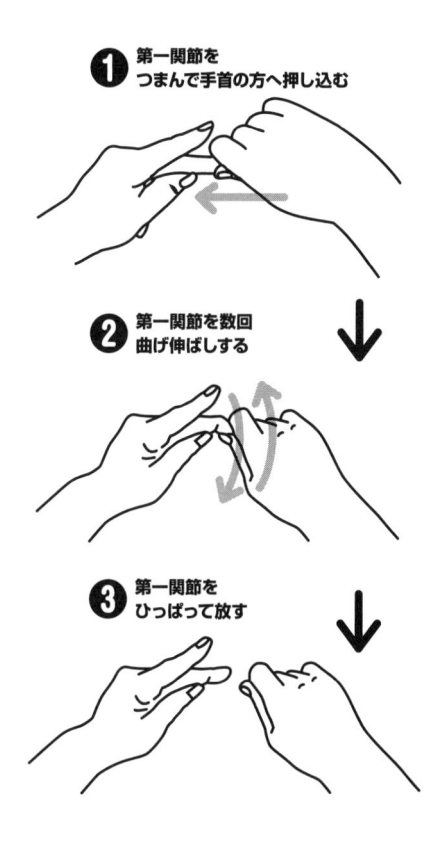

❶ 第一関節を
つまんで手首の方へ押し込む

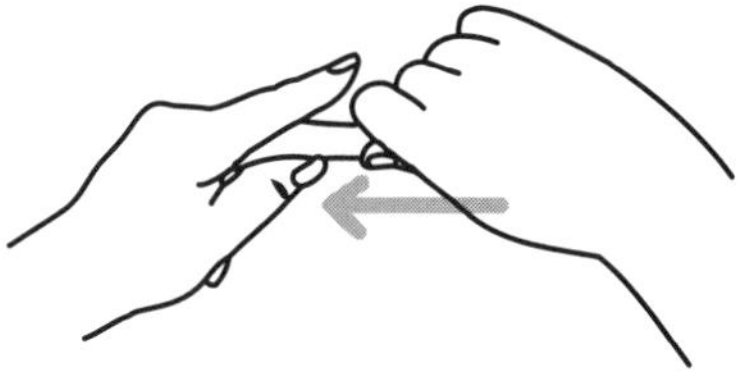

❷ 第一関節を数回
曲げ伸ばしする

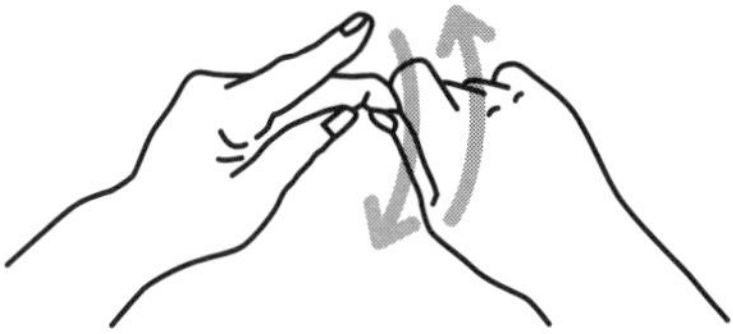

❸ 第一関節を
ひっぱって放す

をうまく刺激することで改善が見られることが少なくありません。

そこでお勧めしたいのが、洋式トイレに座ったまま手軽にできる体操です。

体幹部の骨を器用に動かすことで、腸も刺激されて大きく動くので、即効性の高い効果を得ることが期待できます。

便座には、骨盤を立てるイメージで、腰が丸くならないよう、背筋を自然に伸ばした状態で座ります。その状態から、まずは右肩を床と平行になるように右にスライドさせます。このとき、左のお尻が浮き上がりそうになりますが、なるべく浮かないように、お尻をトイレの座面に押し付けるように意識しましょう。ここでのポイントは、上半身の面が平行四辺形の形になるようにイメージすることです。

上半身が平行四辺形になったことをイメージできたら、気持ちのいいところで身体を止めて、また元の姿勢に戻ります。今度は、左側に身体をスライドさせてみましょう。

同じようにして、最後に、上半身を周囲360度に回しながら、気持ちいいと感じ

お通じをよくする整体術

上半身の骨格を、平行四辺形をイメージしながら左右にスライドし、腸を刺激

右肩を、床と平行になるように右にスライドさせる。左側の骨盤が浮き上がらないよう、座面に押しつけながら。逆側も同様に行う。

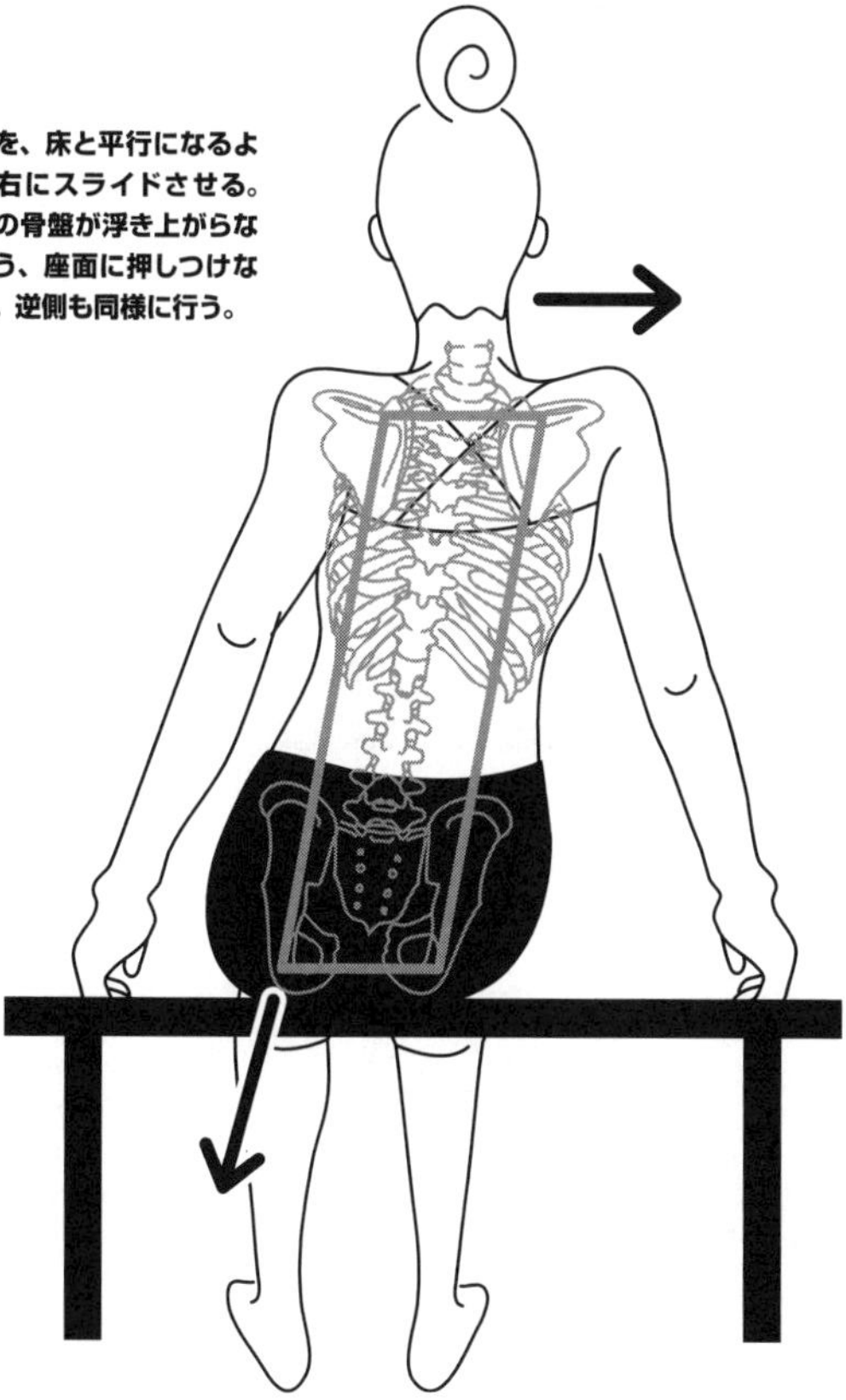

るポジションでしばらく身体を止め、再び元の姿勢に戻ります。これを繰り返すことで、腸がほどよく刺激されてお通じがよくなります。

この体操のポイントは、上半身の骨格が平行四辺形になるイメージでいろいろな角度に動かしながら、自分で気持ちがいい、と感じるポジションを探すことです。

この体操は、即効性のある体操だと先ほど言いましたが、その即効性についてはひとつ、こんな逸話もあります。

とある雑誌で便秘予防についての企画があり、都内の某喫茶店で取材を受けました。そのとき、取材に来られた男性ライターにこの体操を紹介したところ、そのライターさんが、この体操の動きの確認を兼ねて、私の目の前でこの体操をし始めたのです。しばらくすると、そのライターさんはあわてて席を立ち、店内にあるトイレに駆け込んで行きました。

仕事上、いろいろな種類の便秘薬を飲み比べたり、便秘予防にいいといわれる運動や体操もあれこれ実践していたというライターさんでしたが、「こんなにすぐに効き目が現れたのは、これが初めてですよ」と、驚きを隠せない表情でトイレから戻ってこられました。

程度と場合によっては便秘薬に頼ることなども必要ですが、トイレのなかでちょっと身体を動かすだけでお通じが改善されることもあるのですから、ぜひ気軽に試してほしいと思います。

ちょっと骨休め②

骨粗しょう症は"寝たきり"の要因

人間の骨の密度は、成長とともに次第に高くなり、20歳前後で最高値に達します。その後、40歳代後半頃から次第に減少していきます。骨の密度が下がってもろくなり、骨折を引き起こしやすくなる状態が「骨粗しょう症」。結果として「寝たきり」になる大きな要因ともいえ、特に女性は注意したい骨の病気です。医師にかかって治療する前に、適度な運動、食事によるカルシウム補給などによって骨自体を強くすることで、その進行を遅らせることができます。

[骨粗しょう症の主な原因]

●**加齢**（20代をピークに骨密度が減っていく）

●**カルシウムの摂取不足**
（骨そのものを作る成分であり、骨を強くするのに最も有効な栄養素）

●**多量の飲酒・喫煙などの生活習慣**
（カルシウムの吸収を妨げ、尿からの排出量も増やす）

●**更年期の女性ホルモン減少**
（50歳前後の閉経を境に、骨密度を維持するエストロゲンの分泌量が減るため）

●**運動不足**
（家事や軽いウォーキングなど、日常でできる範囲の運動で効果あり）

●**過度のダイエット**
（栄養不足のほか、空腹のストレスによりカルシウムの尿中への排出量が増え、骨密度が低くなってしまうため）

第4章　間違いだらけの筋肉神話
～だから、あなたの骨はますます歪む～

筋力に頼ればあなたも寝たきりに！

骨や関節などの運動器のずれや歪みは、将来「寝たきり予備軍」になるリスクを高めます。

さらに、そのずれや歪みは、自分自身の身体の動かし方の癖が積み重なって生じる生活習慣病のようなものだということを、第1章でお話ししました。

日本の「ロコモ」人口はおよそ４７００万人、しかも早ければ30〜40代のうちから仲間入り、ということもあるというのですから、看過できません。私たち自身が気づかないうちに、「寝たきり」というあまりにも悲しい終着地点に向かう「ロコモ・マラソン」は、既にスタートを切り、ゆっくりゆっくりとゴールに向かって、前進しているかもしれないのです。

しかし、「ロコモ」はあくまで生活習慣病です。

ということは、私たちが、「ロコモ」の原因になっている生活の悪癖を取り除きさえすれば、悲しい「ロコモ・マラソン」から抜け出ることができるはずです。

骨や関節のずれ・歪みの最大の原因は、日常的な身体の動かし方にあるというのですから、そこに気をつけ、ずれや歪みの起きにくい身体の動かし方をしていけば、「寝たきり予備軍」にならずにすみそうです。

そのために「骨ナビ」で大切と考えるのは次のことです。

①特別な運動をするよりも、日常の動作に気をつけること
②身体を動かすときは、「筋肉」ではなく、「骨」を意識すること
③運動をするときは、身体の一部ではなく、全身をバランスよく使うこと
④運動をするときは、身体に「キック」なく、「ラク」に行うこと

健康のために身体を動かすというと、つい特別なスポーツやエクササイズを連想し、身体にキツイ動きをして筋力を鍛える、というようなイメージを抱きがちです。そうしたイメージを持つ人には、今挙げた４つのポイントはどれも拍子抜けするようなことばかりでしょう。でも、実はこれが身体を健康に保つコツなのです。

非日常的なスポーツよりも日常の動作。筋肉よりも骨。部分ではなく全体。キックではなくラクに。身体の健康を考えると、前者よりも後者が大切なのですが、およそ私たちはこれとは逆の考えにとらわれていることが多いようです。そのことを次に見ていきましょう。

運動して身体を壊す中高年

そもそも、私たちは毎日の日常生活において、どんな身体の動かし方、使い方をして、身体を痛めつけてしまっているのでしょう?

もっとも、どうやって自分が自分の身体を動かしているのか、あるいは、使っているのかなどということは、ふだんは考えたことも、意識したこともないでしょう。

しかし、そこをあえて見つめ直してみると、身体を痛めない身体の使い方と、身体を傷める身体の使い方の違いがより明確に見えてくるものです。

そこでひとつ、健康のためにと運動を始めて、逆に膝や腰を痛めてしまうことが多い中高年の方の話をしながら、「骨や関節を痛めてしまう身体の使い方」について考えていくことにしましょう。

中高年にさしかかると、身体の不調だけでなく、体力の衰えもひしひしと感じるようになるでしょうから、「ひとまず健康のために運動不足を解消しよう」と一念発起で運動を始める人も少なくありません。


もしかしたら、あなた自身も同じ理由で運動を始めた人のひとりかもしれませんね。

中高年になって、久しぶりに運動を始めた人はみな、口をそろえてこう言います。

「いやー、運動を始めたら身体が軽くなったよ」

しかし、その一方で、こんな言葉もよく耳にしませんか？

「体調はよくなったんだけど、慣れない運動を始めたせいか、どうも膝の調子が悪くてね」


健康のために運動を始めたはずが、逆に、身体の動きに深く関わる「運動器」である骨や関節、筋肉や腱などを傷つけ、痛みに苦しむ結果を招いてしまうケース。似たような経験をお持ちの方もいるのではないでしょうか。

もちろん、適度な運動は新陳代謝を高め、心肺機能を向上させるなど、身体によい効果をたくさんもたらします。

しかし、肝心の運動器（頸、腰、膝、腱などの骨・関節や筋肉）を故障させているようでは、残念ながら、わざわざ自分から「寝たきり」に向かって突き進んでいるようなものです。

いったいなぜ、運動をして、身体に不調をきたしてしまうのでしょう？

もちろん、運動そのものが悪いのではありません。

問題は、身体の使い方です。運動に対する「先入観」や「思い込み」から、わざわざ身体を壊すような間違った方法で、身体を動かしている点にあります。

では、いかに私たちが間違った思い込みで運動をしているか、いかに間違った動き方をしているかを次に見てみましょう。

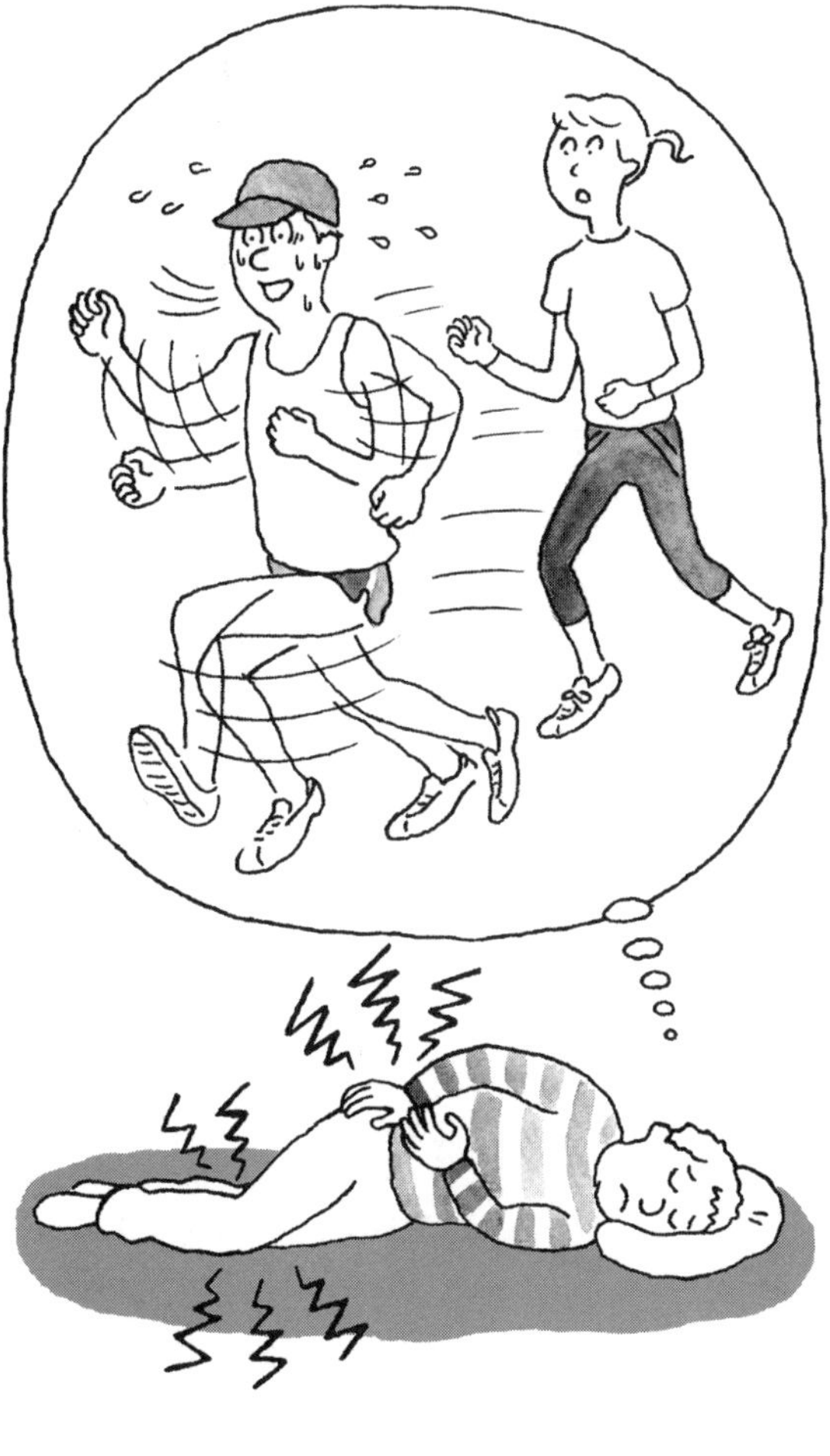

筋肉に負荷をかけること＝鍛えること、は間違い

重量挙げの選手は、全身厚い筋肉に覆われたたくましい身体をしています。特に、その腕は丸太のように太く、厚い胸板は筋肉で小山のように盛り上がっています。これは、毎日何十キロものバーベルを持ち上げるトレーニングを積んだ結果の身体です。

要するに、筋肉は負荷をかければかけるほど太く、強くなります。太く、強くなった筋肉は、瞬間的に大きなパワーを発揮することができます。

このことから、多くの人が「身体を鍛える＝筋肉に負荷をかける」と思い込んでしまっています。実際、学校でも、体育の時間には、腹筋運動や腕立て伏せ、スクワットなどの運動を教わります。それらは皆、筋力を鍛えられる運動ですから、「身体を鍛えるとは、筋肉を鍛えること」と思い込んでしまっても、しかたないのかもしれません。

そして、さらにその思い込みが、「運動とは、筋肉に重い負荷をかけることである」という間違った思い込みにつながってしまう人が非常に多いのです。

筋肉を使って身体を動かすと、身体を痛める

「身体を鍛えることは、筋肉に負荷をかけること」という思い込みがあると、どうしても運動をするときに「筋肉を使って身体を動かそう」という意識が働いてしまいます。運動をするときも、自然と意識は「筋肉」に集中することでしょう。

しかし、この「筋肉を使って身体を動かそう」という感覚は、実は身体にとって好ましいものではありません。

筋肉を使って動こうとすると、ウォーキングなら脚に、ボールを投げようとすれば腕に、というように、動かそうとする部分の筋肉だけに意識が集中します。結果、特定の筋肉の力だけで身体が動くことになり、運動によって生じる負荷がすべて、その特定の筋肉に集中してかかることになってしまいます。

たとえば、ウォーキングをしているときに、「もっと歩幅を大きくして、もっと速く歩こう」としたとします。

このとき、脚の力だけで早く歩こうとすると、すぐに太ももやふくらはぎの筋肉に張

りや疲労を感じるようになります。

「身体を鍛えるとは、筋肉に負荷をかけること」だと思っている人なら、太ももやふくらはぎに感じる張りや疲労は「足の筋肉がよく動いている」というシグナルですから、「よし、たくさん負荷がかかっているぞ。太ももとふくらはぎの筋肉が、うまく鍛えられているぞ」と満足するでしょう。

しかし、このときの脚には、実はとんでもないことが起きています。

実は、太ももやふくらはぎの張りや疲労は、「負荷が大きすぎます！　限界です！」という筋肉からのＳＯＳなのです。

これは「歩く」という運動の動作によって身体にかかる負荷が、脚の筋肉に集中し、脚の筋肉はその過剰な負荷に耐えきれなくなっているということ。筋肉にその実力以上の負荷がかかると、筋肉は疲労し、細かな断裂が生じます。

この断裂こそが、張りや痛みの原因です。

スポーツ選手が、激しいトレーニングで肉離れというトラブルを起こすことがありますが、この肉離れは、筋肉に過剰な負荷がかかりすぎたことで起きた筋肉の断裂にほかなりません。

また、脚の筋肉に運動の負荷が集中するということは、その筋肉に付随している骨や関節にも大きな負荷をかけることになります。大きな負荷がかかり、過剰な運動を強いられた関節に、ずれや歪みが生じるのは想像に難くありません。

もちろん、筋肉や骨は、身体を動かすことによってかかる負荷が刺激となって鍛えられるものです。一度、寝たきりになってしまうと、以前に増して身体を動かさなくなるので、さらに筋肉や骨が委縮し、衰えてしまう、そしてますます身体が動かせなくなる、という悪循環が起きるのもこのためです。

ですから、ある程度の負荷を筋肉や骨にかけることは、身体を維持するために当然必要なことです。しかし、筋肉に張りや疲れを感じるほど筋肉に負荷をかけて運動するのは、身体を健康にする効果以上に、身体を壊すリスクのほうがずっと高くなります。筋肉が「もう限界だ」とＳＯＳを発するほどの運動をする必要はないのです。

「きついほど効果がある」という先入観が危ない

「運動は、ハードできつくなければ効果がない」

「スポーツは、つらいトレーニングに耐えてこそ勝負に強くなる」

身体に負荷をかければかけるほど、効果がある、身体は強くなるという考え方……スポーツやトレーニングの世界では、そんな「スポ根主義」が実に根強く浸透していますが、この考え方は、とても危ない「先入観」です。

この先入観に支配された人（実はほとんどの人がそうなのですが）は、「ちょっとつらい」「きつい」と身体に負荷を感じるような運動を好んで行います。

それは、身体に負荷を感じない運動や体操をしても、手ごたえがないために、身体にいいことをした実感が湧かず、満足感や面白みを感じられないからかもしれません。

そういう人は、運動をしていて、筋肉に張りや疲れが出てくると、それは運動効果であると解釈します。そして、実際に身体が「きつい」と感じても、「これに耐えてこそ、身体は強くなる」と頑張ってしまいます。

身体はＳＯＳを送っているのに、当の本人はそのサインをとり違えて、ますます身体に負荷をかけてしまっているのです。

また、車社会の浸透、さまざまな家電製品の普及などによって、現代人はひと昔前の人々とは比較にならないほど、自分の身体を使わない生活をするようになってしまいました。このことから、多くの人が常に、「自分は運動不足である」という負い目を潜在的に感じながら生きています。この負い目が、「運動不足を解消しなければならない」という思いをやたらに駆り立て、いざ運動をしよう、体操をしようとなると、その効果を求めて、より身体に負荷を感じるようなハードな運動を求めてしまっているようにも思えます。

「きついほど効果がある。頑張らなきゃ」といった運動に対する先入観や、「筋肉に負荷をかければ、身体が鍛えられる」という思い込みから、筋肉を使ってハードに身体を動かそうとすることが、逆に筋肉や関節を痛めつけることにつながっている、ということに気づかない限り、運動で身体を壊す人は後を絶たないでしょう。

ところで先ほど、身体を動かせば、筋肉や骨に大なり小なりの負荷がかかることは避けられない、と述べました。このとき、伸縮性と弾力性を持つ筋肉は、外からの負荷を受け止め、そのダメージを吸収し和らげることができます。一方、骨という固い棒どうしのつなぎ目である関節に直接大きな負荷がかかれば、それがそのままダメージとなって関節を痛める原因となります。

実は筋肉は、関節にかかる負荷の緩衝材としての役割も果たします。そのため、日頃のトレーニングで筋力を鍛えているスポーツ選手なら、運動で足腰に大きな負荷がかかっても、そのダメージは筋肉がしっかりと吸収してくれるので、関節にかかる負担は致命的なものではなくなります。

しかし、一般人の筋肉は、当然、スポーツ選手に比べて脆弱《ぜいじゃく》ですから、同じ大きさの負荷であっても、それを受け止める緩衝材としての力が足りません。そのため、運動によってかかった負荷は強い衝撃となって関節に伝わり、痛めてしまいます。

そのことを知らず、より高い運動効果を期待して、一部の筋肉だけをフル稼働させて身体を動かしていると……。久しぶりに運動やスポーツを始めた中高年が、とたんに関節を壊すケースが多いという事実にも、納得してもらえたのではないでしょうか。

プロゴルファー・片山晋呉さんが左打ちを取り入れる理由

筋肉を使って身体を動かそうとすると、どうしても身体の特定の筋肉だけに意識が集中し、そこの筋肉だけを使って身体を動かすことになるとお話ししました。

こういう身体の使い方をしていると、動作によって生じる負荷が、身体の特定の箇所にだけ偏ってかかることになります。身体にかかる負荷のアンバランスは、アンバランスな身体を作る原因になります。

スポーツにしろ、日常動作にしろ、ある動作をするとき、特定の筋肉だけを使って身体を動かしていると、全身がバランスよく鍛えられず、そこの筋肉だけが集中して鍛えられてしまうので、身体全体を見たとき、筋肉の弱い部分と強い部分ができてしまうのです。身体のアンバランスとは、このことを意味します。

身体にとっていちばん重要なのは、全身のバランスです。バランスといっても、なにも見た目上のバランスだけをいっているのではありません。

身体は、全身の骨や関節、筋肉などすべての運動器がダイナミックに連動しあって動いています。そして、全身のバランスがとれているときに、身体は最も効率的に力を発揮することができます。

ですから、健康な身体を作り、それを維持するために必要なのは、特定の筋肉の筋力アップを図るための筋トレではなく、全身の筋肉を適度にバランスよく鍛えられるような全身運動なのです。

プロゴルファーの片山晋呉さんが、練習に、利き手とは逆の「左打ち」を取り入れていることは有名です。右利きの片山さんがあえて左打ちの練習を取り入れるのは、「思うように打ちにくいからこそ、どうやって身体を動かせばいいのかを意識できる」「身についてしまった悪癖に気がつく」といった理由からだそうですが、同時に、もうひとつの大きなメリットとして、「身体の左右バランスの調整」を挙げているのは、注目すべきところでしょう。

ご存じのとおり、ゴルフのスイングの方向は、右利きであれば、常に右から左への一方通行。ひたすら、身体を右から左に振り続けるわけですから、1日に100回のスイングをすると考えても……そのために使われる筋肉や関節に徐々に偏りが生じ、左右差

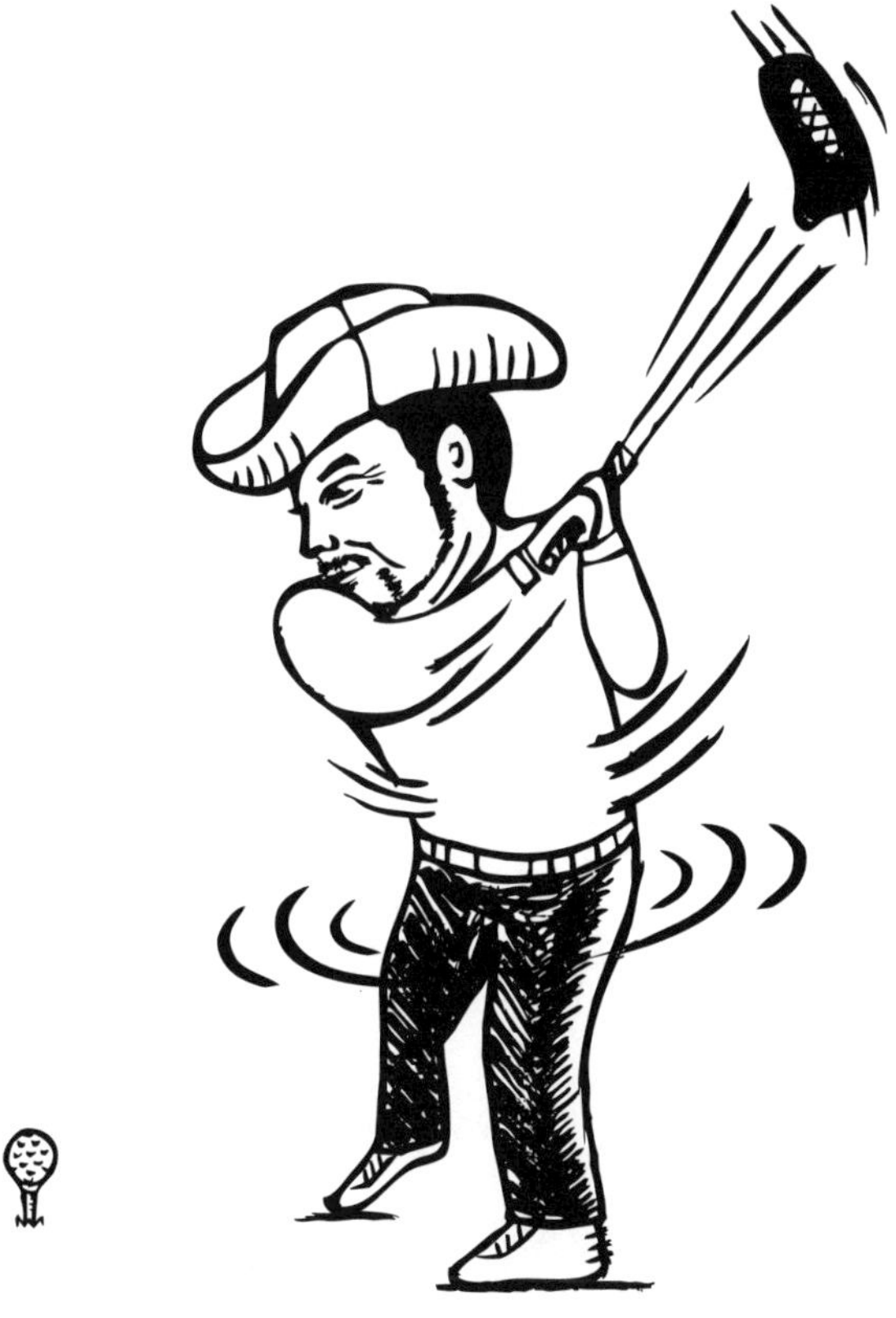

ができてしまうことは、想像に難くありません。その結果、当然、身体のバランスが悪くなったり、身体に歪みが生じたりするでしょう。

筋肉の偏りや身体の歪み、それらが、プロゴルファーとしての自分の身体、ひいては成績にまで与える影響をいち早くつかみ、対応策としての左打ち練習を取り入れている片山さん。さすが一流のアスリート、と感じ入ります。

筋肉重視の運動は身体のバランスを崩す

日常的にトレーニングを積んで鍛えているスポーツ選手の身体は、鍛え抜かれた筋肉で覆われ、美しく引き締まっています。その身体には無駄がなく、見るからに健康的です。

特に多くの男性にとっては、筋骨隆々のたくましい身体は理想であり、憧れでしょう。メタボリックシンドロームが気になりだす30～40代の男性では、筋肉をつけるためにスポーツジムに通って、筋力アップのトレーニングを始める人も少なくないはずです。

確かに、筋トレで筋肉に負荷をかけ、努力し続ければ筋肉が発達して、やがてはいわゆるマッチョと呼ばれるような筋骨隆々の身体を作ることができます。

しかし、私は筋肉増強だけを目的とした筋トレを行うことには、警鐘を鳴らし続けています。

筋肉を鍛えようとすると、どうしても「ここの筋肉を鍛える」というように部分的な筋肉に特定し、そこに集中的に負荷を加えてトレーニングすることになります。

たとえば、太ももの筋肉を鍛えようとすればスクワット、上腕三頭筋や大胸筋を鍛えようと思えば腕立て伏せ、といった具合です。

筋トレでは身体をさまざまなパーツに分け、パーツごとに鍛えることしかできません。その結果、自己流の筋トレでは特に、身体全体の筋肉の発達具合にバラつきが出やすくなります。

腕立て伏せや腹筋・背筋運動ばかりで、スクワットなどの下半身強化の筋トレを行わなければ、ひ弱な下半身に筋骨隆々の上半身がのったような、とてもバランスの悪い身体になってしまいますね。

もちろん、全身の筋肉をむらなくトレーニングすることも不可能ではないでしょう。ですが、人間の身体には、大小含めて600を超える筋肉が存在します。そんな膨大な数の筋肉をひとつずつくまなく鍛えるのは、至難の業です。

結局、筋トレで部分的な筋肉のトレーニングを重ねようとすると、どうしても身体にアンバランスが生じることになってしまうのです。

身体がアンバランスになると、身体の弱い部分に歪みが生まれて、痛みや故障を起こしやすいというデメリットもあります。

人間の身体は、痛みがある場所や故障を起こしている場所があると、そこをかばって他の場所を動かそうとします。その結果、支障なく動いている元気な場所が、弱っているところの身代わりとなって、ふだん以上の働きを強いられるため、今度はそこに負荷がかかりすぎて、痛みが出るなど、さらなる故障を引き起こしてしまうのです。

プロスポーツの世界でも、筋トレ信仰は見直されてきている

スポーツ選手が筋トレで筋力アップを図るのは、競技のパフォーマンス性を向上させるためという目的があってのことです。

たとえば、野球選手だったら、より速い球を投げられるようになるためだとか、ゴルファーだったら、より飛距離を延ばすため、といった意味でのパフォーマンス性です。あるいは、プロレスラーやＫ－１選手のような格闘家の場合、いくら強くてもたくましく盛り上がった筋肉のない貧相な身体では迫力に欠けるので、やはりボディビルダー並みの鎧《よろい》のような筋肉をつけ、視覚的にも「強そう」に見せるという意味のパフォーマンス性もあるかもしれませんね。

これまで、筋トレはスポーツ選手にとってなくてはならないものと考えられてきました。もちろん、今でもそう考えるのが主流でしょう。

しかしその一方で、筋トレで部分的な筋肉を鍛えても、全身のバランスがよくなければ、すぐれたパフォーマンスはなかなか引き出せないという考えも浸透しつつあります。

むしろ、過剰な筋トレで筋肉を損傷したり、筋トレで生じた身体のアンバランスがケガや故障を引き起こしたりといったデメリット面も注目されるようになってきているのです。

ハードな筋力増強トレーニングの賜物であろう、頑丈な筋肉で固めた迫力満点の身体をもつプロ野球選手たち。その中でも、結果を出すために行ったそうしたハードな身体づくりが、必ずしも、アスリートとしての成果につながることなく、引退間際まで故障に苦しむ選手が、少なからず見られます。

一方、アメリカのMLBで活躍するイチロー選手などは、とりわけ筋骨隆々のマッチョ体型というわけでもありませんが、並はずれた身体能力を発揮し、目を見張る活躍を繰り返しています。

もちろん、イチロー選手もスポーツ選手である以上、筋力強化のために何らかの方法で筋トレは行っているでしょう。しかし、彼は同時に身体全体の感覚力を養うために、ヨガもトレーニングに取り入れていると聞きました。

これはあくまで私の個人的な見解ですが、身体の作り方、鍛え方の違いが、プロアスリートとしての人生にも大きな違いをもたらすことが少なくないように感じられます。

パフォーマンス性を期待されるスポーツ選手の間でも、筋肉一辺倒のトレーニングには疑問符が持たれるようになってきているのですから、一般人である私たちが「健康のために運動を」と考える際に、さまざまなリスクを伴うハードな筋トレをわざわざ行う必要はないと考えてもいいのではないでしょうか。

日常動作でも身体には負荷がかかっている

身体を動かすシーンはさまざまです。というより、人間は朝から晩まで常に身体を動かして生活しています。

身体を動かす、というと、スポーツや体操で意識的に身体を動かす、といったイメージが強いですが、身体を動かしているのは、もちろん、そんな特別なシーンばかりではありません。

極端な話をすれば、ただ、ぼんやりと座って新聞を読んでいるだけでも、新聞をめくるために指を動かしています。さらに、「座っている」ということ自体、「座った姿勢の身体を支える」ために身体を使っています。

身体を動かしている、使っているという実感がなくても、立ったり、座ったり、歩いたり、手をあげたり、振り返ったりと、常に身体は動いていたり、使われているということです。

つまり、どんなに簡単な日常動作をするときでも、身体はスポーツや運動をするときと同じメカニズムで動いています。骨や関節、筋肉といった運動器が絶妙なバランスで連動しあうことで、身体は動いているのです。

日常動作の積み重ねで身体が壊れる！

動くということは、身体に大なり小なり負荷がかかるということです。

負荷がかかる以上、身体はそれなりのダメージを受けます。そのダメージが身体の一点に集中したり、継続的なものになったりすると、その部分に痛みや張りといった症状が現れます。

スポーツと日常動作では、身体にかかる負荷の大きさに違いがあるのはいうまでもありません。日常的なレベルで歩くのと、サッカーをして走るのを想像してみても、身体にかかる負荷はまるで違うのがわかりますね。

意識的に身体を動かすスポーツのほうが、当然、身体にかかる負荷は大きいので、その分、身体を痛めるリスクも高くなります。

しかし、日常動作は日々繰り返されるものであり、かつ、生きている限り一生続きます。ひとつひとつの動作によってかかる負荷はわずかでも、毎日何百回、何千回と繰り返され、それが何十年分も積み重なるのですから、日常動作が身体に与える負荷は、決して無視できるものではありません。

「身体を鍛えよう」と思って身体を動かす運動やスポーツとは違って、ことさらに筋肉を意識しながら身体を動かすことはないかもしれませんが、それでも実際には、日常のさまざまなシーンで、筋肉の力を頼りに身体を動かしていることが多いものです。

ここで、自分がふだんどのように身体を動かしているか、きちんと認識するために、実際にご自分の身体を動かしてみましょう。

たとえば、普段の生活のなかで、床に置かれた重たいバッグや買い物袋を持ち上げようとするとき。それが予想外に重く、持ちあげるのが困難だったとしましょう。そのとき、あなたの身体のどこに力が入っているでしょうか？

もちろん、なにげない動作をするときに、いちいち「どこに力が入っているか」など意識してはいないでしょう。そこをあえてちょっと意識してみてください。恐らく、腕の筋肉、特に力こぶを作る上腕二頭筋のあたりに「張り」のようなものを感じ、力を込めている感覚があるのではないでしょうか。

人は往々にして、筋肉の緊張感、つまり「張り」があれば、大きな力を発揮できると潜在的に思い、その筋肉の張りをたよりに、腕に力を込めて持ちあげようとするのです。

筋トレやスポーツをするときに限らず、日常動作においても、実は無意識のうちに「筋肉」の力を借りて身体を動かしていることがおわかりいただけたでしょうか。

日常動作で自分がどういう身体の動かし方をしているかによって、身体にかかる負荷はずいぶん違ってきます。そして負荷のかかり方次第では、日常動作といえども、スポーツや運動をするときと同じように、関節にダメージを与える原因となるので、十分な注意が必要なのです。

痛みの原因は作業姿勢にあり

明らかなケガは別としても、身体に痛みや張り、疲労感を感じるときは、「そう感じるような身体の動かし方をしているせいだ」と認識することが、スポーツでも、日常生活においても、とても大切です。

作業中に自分がとっている姿勢や動作のなかに、痛みの原因となる問題があることに気づき、自分の身体によく注目してみましょう。

たとえば、針仕事をよくする人には、重度の肩こりや首痛の悩みを抱えている方が多くいらっしゃいます。

細かな手先作業であればなおさらですが、人は何かの作業を集中し、特定の姿勢を崩さないまま行い続けると、その集中力ゆえに、全身あるいは身体の一部に力が入り、その筋肉が縮まったり、動きが制限された関節が不自然な形で固まったりしてしまいます。

当然、この姿勢が長い時間続けば、次第に凝りや痛みとなって出てきます。ところが、人はひとつの作業に集中すればするほど、今度は、身体の痛みに対して鈍感になるため、体が発している悲鳴に気づかないことも多いのです。

私の知り合いで、針仕事をする人の例で言えば、彼女の姿勢は、針仕事に集中するあまり、肩は小さく縮こまり、猫背になっていました。さらに、細かな作業に集中しすぎて肩や首に力が入り、そこの筋肉が硬く硬直していましたが、それにも気づかないまま、長時間同じ姿勢でその作業を続けていたのです。

その結果、肩や首の骨のずれや歪みがより大きく、そして頑強に固定化されてしまい、慢性的な重度の症状になってしまった、ということです。

針仕事の作業姿勢と、長時間その姿勢を続けていたことが肩こりの原因だと、いったん気づけば、背筋を伸ばした姿勢で作業したり、同じ姿勢を長時間続けないよう気を配ったりなど、肩や首に負担のかからない身体の使い方をあれこれ工夫することができます。

日常的な作業であればあるほど、「この姿勢が楽」とか「このやり方が効率的」といった慣れや思い込みができやすく、かえってそれがバランスの悪い身体の使い方になっていることもあります。

いつも凝ったり、痛みが出たりする場所は、そもそも実際の作業で痛くなるような動き方をしているということを、実感として気づいていないことが多いので、そのことに気づくだけでも、いつもの凝りや痛みは、案外、軽くなるものです。

また、「こうやって動かすと痛くない」「こういう姿勢だと、ここが疲れてくる」などと、痛みを手がかりに身体の使い方を工夫していくと、その痛みが消えるだけでなく、かえって作業効率のよい身体の動きを見つけるきっかけになることもよくあります。

身体の1カ所に痛みや疲労感が出る場合、姿勢が傾いていたり、身体の使い方に左右差があるなど、身体のバランスがよくない状態でいるために、作業によって身体にかかる負荷が、その部分に集中してしまっているのです。逆に、身体に痛みの出ない身体の使い方というのは、作業によって生じた負荷がどこかの1点に偏ることなく、身体全体にうまく分散されているということを意味します。バランスがいいと、身体全体がうまく調和して動くため、少ない労力でも効率よく身体を動かせ、余計な疲労も感じないですむのです。

次章では、日常的な動作で、バランスよく身体を動かすコツを解説します。

ちょっと骨休め
③

食生活で骨粗しょう症を防ごう

**Q. 次のうち、100g あたりの
カルシウム含有量が一番多い食品は？**

（答えはページ下）

1. ベビーチーズ

2. 木綿豆腐

3. シシャモの丸干し

4. 小松菜

5. 納豆

骨粗しょう症を防ぐには、日頃の食生活の見直しが最も有効な方法のひとつです。骨を強くするのに最も有効な栄養素はカルシウム。1日に600mgの摂取が理想的ですが、日本人の平均摂取量は、それを超えていません。カルシウムは、特に吸収率がよい牛乳・チーズ・ヨーグルトなどの乳製品、豆腐や納豆などの大豆製品、シシャモやジャコなど骨ごと食べる小魚、小松菜などの緑黄色野菜に多く含まれています。

また、体に吸収されにくいカルシウムは、ビタミンDを多く含むイワシやサンマなどの食品と一緒に取ると、腸からの吸収がアップ。そしてビタミンKは骨の丈夫さを保つのに欠かせない栄養素。骨粗しょう症では、血中ビタミンKが低下しがちなので、納豆やほうれん草、ひじきなどで補給を心がけたいものです。

正解は1. ベビーチーズ
1～5のすべてが、カルシウム含有量の多い食品です。100g あたりの含有量でいえば、1. ベビーチーズ…630mg／2. 木綿豆腐…120 mg／3. シシャモの丸干し…329 mg／4. 小松菜…170 mg／5. 納豆…90 mg となります。

※「五訂増補日本食品標準成分表」（科学技術・学術審議会資源調査分科会・編）を元に算出

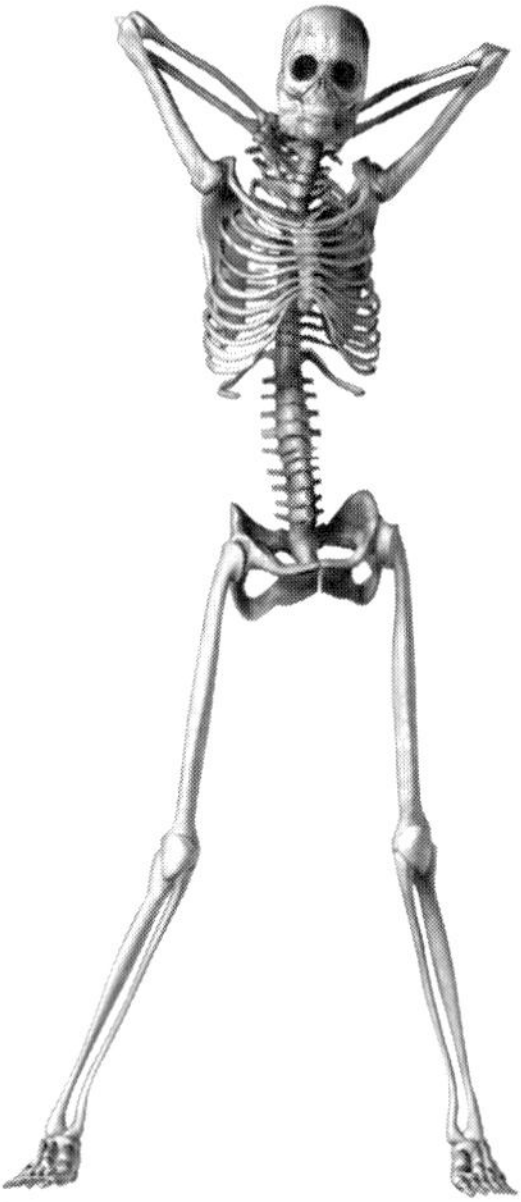

第5章 「毎日コツコツ」骨メンテで毎日を快適に

身体に不調を起こさせない、日常動作のコツ

この章では、「骨ナビ」の考えに基づいた、正しい日常動作をお教えします。先に述べたように、肩こりや腰痛などの身体の不調は、習慣化した悪い日常動作が積み重なって現れます。日頃からバランスのよい、正しい動作をすることで、いつまでも健康でいられるのです。

●ウォーキング

昨今のウォーキングブームで、歩き方のハウツーについては、テレビや雑誌などで幅広く紹介されています。そして、歩き方の基本として必ずいわれるのが、「着地はかかとから」と「拇指球《ぼしきゅう》（親指の付け根）で蹴り出すように」ということです。

また、脚の筋力が低下している高齢者の場合、すり足のような歩き方になってしまうため、ちょっとした段差でもつまずいて転倒しやすくなります。そんな事故を防ごうと、意識してつま先をあげ、かかとから足をつく極端な歩き方を実践している人も

●歩くときのポイント

5つのポイントを結ぶ「6つのアーチ」に
均等に体重をかけて着地させる

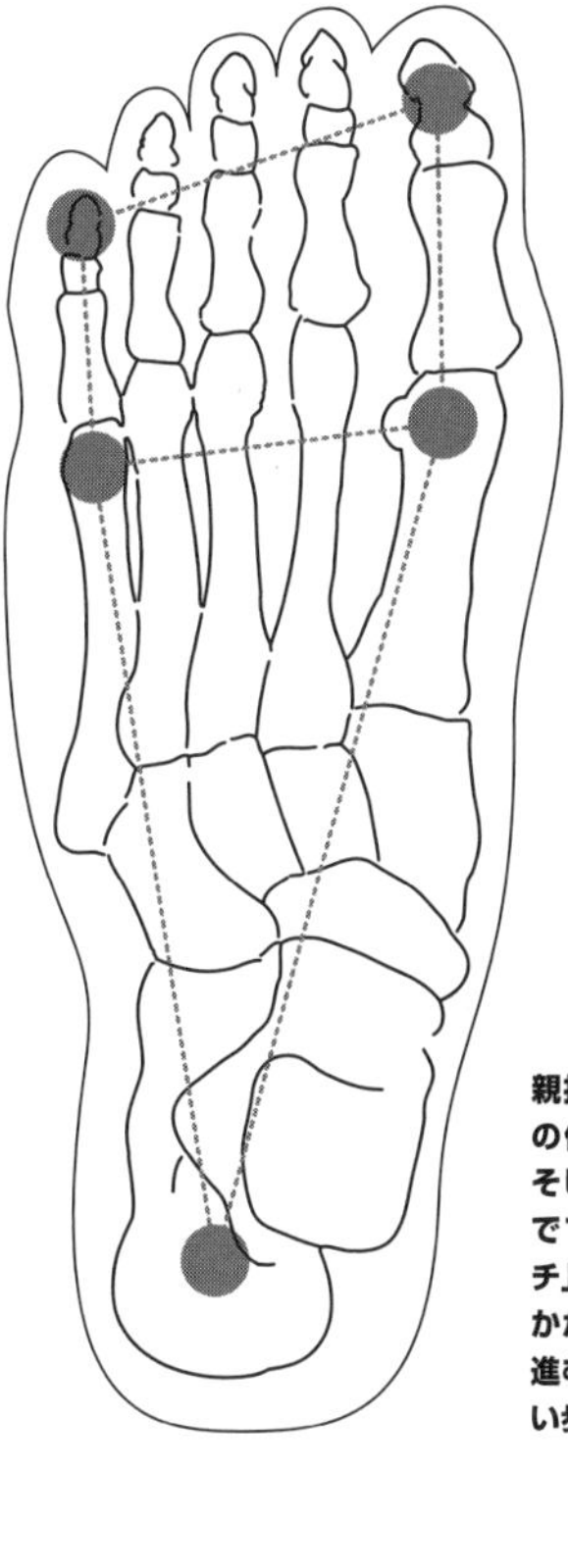

親指の腹、小指の腹、親指の付け根、小指の付け根、そしてかかとの5点を結んでできる線、「6つのアーチ」。ここに体重が均等にかかるように着地しながら進むのが、足に負担の少ない歩き方。

少なくないようです。

しかし、この「かかとから着地」の歩き方は、実は膝や腰への衝撃が強い歩き方です。

実際、健康のためにウォーキングを始めた中高年者には、膝を痛める人が後を絶ちません。

膝に負担をかけないように歩くには、足の裏全体が均等に地面につくように着地することが大切です。

足の裏には、6つのアーチがあります。これは、親指の腹、小指の腹、拇指球（親指の付け根）、小指の付け根、そしてかかとの5点を結んでできる線です。

6つのアーチに均等に体重がかかるように意識して歩くと、足の裏全体をうまく地面に着地させることができます。

●方向転換

歩いているときに、右に曲がる、左に曲がるなど、方向転換をすることはよくありますが、実は、この歩行の向きを変えるという動作は、身体にねじりが生じやすい動作です。ねじるという動作は、実は身体にとっては非常に不自然な動きで、筋肉はもちろん、関節にも故障を起こしやすい動き方なので、注意が必要です。

一般的に、歩行中に右に向きを変えるときは、右脚を軸に、左脚を右脚の前に交差させるよう踏み出しますが、このとき、軸になっている右膝が大きくねじれます。言うまでもなく、この膝のねじれが、膝を壊す原因になります。

膝にねじれが生じないように方向転換するには、曲がる方向と反対の脚を軸にすることがポイントになります。

右に曲がる場合は、左脚を軸に、骨盤を右に向ける意識で右脚を右方向へリードします。この歩き方だと、膝をはじめ、身体のどこにも不自然なねじれを作ることなく方向転換をすることができます。

●振り返る

歩行中、後ろから人に声をかけられて振り返る、というような動作も、曲がる動作と同様、身体にねじれが生じやすいので注意が必要な動きです。

突然、首だけを後ろに向ける格好で振り返ったり、腰をひねって上半身だけで振り返ろうとすると、頸椎を捻挫したり、ぎっくり腰を起こすこともあります。

身体を一枚の面だと思って、その面ごと振り返る、という意識で身体を動かすのがコツです。

まずは、軽く膝を曲げ、膝をゆるめた状態で振り返る体勢に入ります。右側に振り返る場合には、左脚を軸にして右脚の付け根（股関節）を外側に開きながら、足先から頭まで全身を面ごと振り返る方向に向けます。

首や腰など、一部分をひねって振り返る方法と違い、身体にねじれを作ることなく、スムーズに振り返ることができます。

●階段の上り・下り

階段を上るときの自分の身体の姿勢について思い出してください。右足をあげれば、当然左足に体重がかかります。このときの上半身の姿勢に注目してみると、右腕が後ろ、左腕が前になっています。

実際にこの体勢を作ってみると、腰を境に上半身と下半身がややねじれた形になっているのがわかります。腰がねじれた状態にあるというのは、腰に不自然な負荷がかかっているということで、これは腰のトラブルの原因になります。

また、この歩き方では、せっかく右足が前に出ようとしているのに、右上半身は後ろに開いてしまっています。これでは、身体の中にブレーキがかかってしまい、効率的な動作になりません。そのため、疲れもたまりやすくなります。

腰に負担がかからず、疲れにくい歩き方をするには、上半身と下半身がねじれないように歩くことがポイントになります。

上り階段で身体がつらくなってくると、無意識のうちに右手を右膝の上、左手を左膝の上あたりに添えて階段を上っていることがありますね。山登りをしているときも、手を膝の上に添えて歩く人の姿をよく見かけます。

手を脚に添えて歩くと、手を添えた側の上半身が自然と前傾姿勢になります。

実は、この歩き方こそ、身体にねじれのない効率的な歩き方。右足が前に出るときは、右上半身を前に倒すように、左足が前に出るときは、左上半身を前に倒すように歩くと、腰への負担が軽減され、疲れもたまりにくく楽に階段や坂道を上れるようになります。

階段を下りるのは、実は階段を上るよりも身体に大きな負荷がかかる動作です。上の段から、下の段に身体を移動させるときに生じる〝身体の落下エネルギー〟をいかに小さくできるかが、身体の使い方のポイントになります。

膝や腰、背筋をピンと伸ばしたような状態で階段を下りると、身体の落下エネルギーの衝撃がストレートに身体に伝わってしまいます。もちろん、歩くときの注意と同じで、かかとからゴン、ゴンと着地するような歩き方もNGです。

自然に背筋をゆるめた姿勢で、腰や膝といった下半身の関節をスプリングのように使いながら、ふわりと下りるようにしましょう。

いつ割れるかわからない氷の上に下りるつもりになれば、氷が割れないようにそう

●階段を上るときのポイント

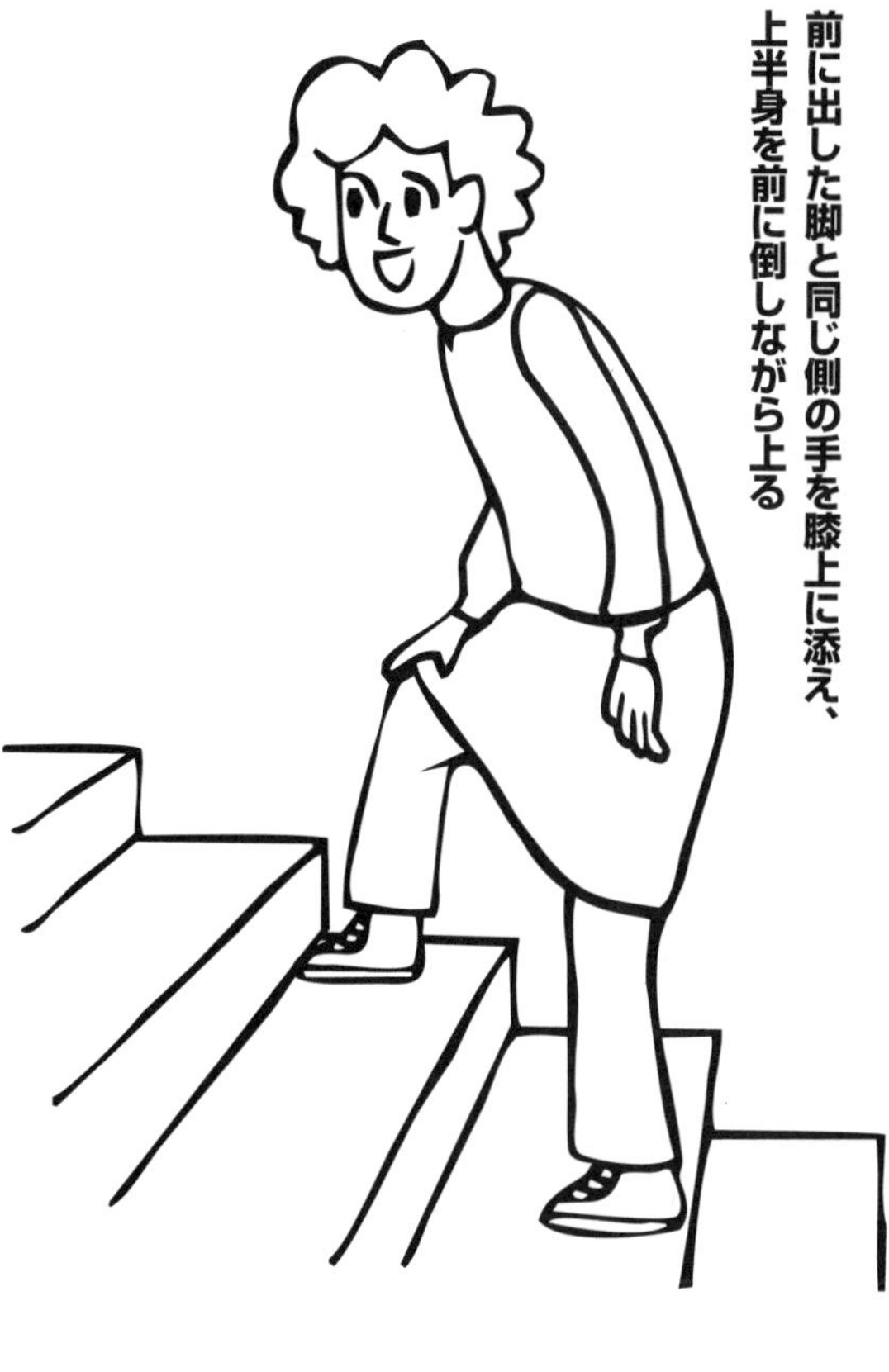
前に出した脚と同じ側の手を膝上に添え、
上半身を前に倒しながら上る

っと足を下ろすでしょう。そんなイメージで足を運ぶと、衝撃が緩和され、膝や腰にかかる負担が軽減されます。

●イスに腰を下ろす・イスから立ちあがる

ふだん、なにげなくイスに座るときは、上半身を立てたままお尻からドスンと勢いよく腰を下ろしている人が多いように感じます。

この座り方だと、身体の落下エネルギーが大きくなるので、当然、身体にかかる衝撃も大きくなります。その結果、首、背筋、腰に故障を招く原因にもなります。

ちょっと高級なレストランに行くと、ウエイターがイスをひいてくれますね。そんなときは、自然と座り方の身のこなしも上品になるものです。お辞儀をするように上半身を前に傾けながら、お尻をゆっくりと座面に下ろしていく、そんな座り方になるのではないでしょうか。

実はこの〝レストランでの座り方〟が、身体に負担のかからない理想の座り方です。上体を前に倒すことで、身体の落下エネルギーが中和されるのですね。

イスから立ちあがるときは、座るときの逆の動きを意識すればいいでしょう。

上体を垂直に近い姿勢に立てたまま立ちあがろうとすると、どうしても太ももの筋肉に頼ってしまうので膝に負担がかかります。両手を膝の上に軽くおいて、座るときと同じように、上体を前に倒しながら立ちあがると、膝への負担が軽くなり、楽に立ちあがることができます。

●デスクワークでイスに座る

古来、畳での生活が主流だった日本人にも、今やすっかり西洋式のイス文化が定着しました。会社や学校ではイスに座って仕事や勉強をするのが当たり前のスタイルになっていますが、一般の家庭での生活を見ても、食事をするとき、居間でくつろぐとき、勉強やパソコンをするときなど、どれもイスに座って、ということが多いようです。特にイスに座って作業をする時間が長い人は、腰痛の悩みを抱えている人が少なくありません。

そのため、少しでもその痛みを軽減させたいと、腰痛予防のために作られた専門のイスをわざわざ購入した、という人の話もよく耳にします。

確かに腰に負担をかけにくいイスに座ることも必要ですが、イスに座った体勢でいる時間が長く、腰痛に苦しんでいる人は、まず自分の座り方を見直してみることが大切です。


腰に負担がかかりやすく、腰痛になりやすい座り方があります。

それは、イスに深く腰かけて、背もたれに上体を寄りかからせるような座り方です。一見、リラックスできて楽そうに見えますが、この状態だと、骨盤が背中側に倒れた形になります。いわゆる骨盤後傾の姿勢で、これは非常に腰痛を起こしやすい姿勢です。

ちなみに、ソファによくある座面部が深いイスや、あるいは座面部がへこんだイスに座ったときも、お尻が沈みやすいので骨盤後傾になりやすくなります。

イスに座るときのコツは、浅めに腰かけること。そして、背もたれにだらりと寄りかからず、骨盤の上に上半身をのせるイメージで姿勢を整えて座ることが大切です。

●立ち続ける

駅のホームで電車を待っているとき、待ち合わせ場所で人を待っているとき、一定時間、立ち姿勢を継続して維持しなければならないシーンが、よくあります。

腰が痛くなってきたり、背中のあたりがモヤモヤしてきたり、肩が凝ってきたりと、ただ立っているだけでも、意外と身体は疲れるものです。

まず、楽に立つコツは、骨盤の上に背骨を自然な形に積み上げるようなイメージで立つことです。

骨盤という土台の上に、背骨を一個一個積みあげるのですから、崩れないようにバランスを取らなければなりません。そうすると、自然に両脚は肩幅くらいに開かれ、体重はやや前方にかかるようになると思います。

こうすると、身体が骨という支柱にのったような形になるので、筋肉には過剰な負荷がかからなくなります。さらに、体重が身体全体に均等にかかるので、疲労もたまらず、楽に立っていることができるようになります。

ところで、最近の若い人の立ち姿を見ると、首が前に突き出て、背中は丸まり、腰が落ちた、いわゆる「骨盤後傾型」がとても多いですね。

この立ち姿勢は、見た目にもあまり美しいものではありませんが、非常に腰痛を起こしやすい姿勢でもあります。10代、20代のお子さんをお持ちの方がいれば、ぜひ一度その立ち姿勢をチェックしてみることをお勧めします。

●物を拾う

レジで落とした小銭を拾うときやテニスでボールを拾うときなど、とっさに何か物を拾おうとするとき、腰を折り曲げ、さっと腕を伸ばして拾い上げてしまうことが多いものです。

しかし、これだと膝や腰、背中などに部分的な負荷がかかるので、身体の故障をきたしやすく、危険な身体の使い方と言えます。

また、身体を深く折り曲げるので、内臓が圧迫されるため、無駄な体力を消耗しやすくなります。

地面や床などに落とした物を拾うときは、多少面倒であっても、片膝をつき、腰を落として拾うようにしましょう。

このとき、地面や床についた膝と同じサイドの手を使って拾うと上半身にねじれがなく、見た目にもスマートで美しいものです。

身体に負担の少ない身のこなしは、見た目も洗練された美しい所作につながるものです。

●荷物を持ちあげる

日常生活のなかでは、重い荷物を持ちあげるシーンが意外と多くあるものです。

たとえば、１カ月読みためた古新聞の束を玄関前に運ぶとき、ビールケースを持ちあげるとき、灯油のタンクを運ぶとき……。

こんな重い荷物を不用意に持ちあげようとすると、ぎっくり腰になってしまうことがあります。

しかし、ぎっくり腰になるのは、何も重い荷物を持ちあげるときだけではありません。たとえ軽い荷物であっても、腰の1点だけに負荷がかかるような偏った身体の使い方をすれば、とたんにぎっくり腰になってしまうこともあるので油断はなりません。

要は、荷物の重い、軽いではなく、身体の使い方が大切なのです。

荷物を持ちあげるときのポイントは3つ。

まず1つめは、必ず膝を曲げて腰を落とすこと。この状態からだと、あとは膝を伸ばすだけで楽に荷物を持ちあげることができます。

気をつけたいのは、腰を落としたつもりでも、実際にはほとんど膝が曲がっていない人が意外と多いこと。膝が伸びた状態で、ただ腰をくの字に折り曲げているだけのことが多いので気をつけましょう。特に高齢になるほど、腰は落ちにくくなるので、あえて意識的に膝を曲げて腰を落とすことが必要です。

2つめは、上体が立った姿勢になるようにすること。上体があまり前に倒れている

●荷物を持ちあげるときのポイント

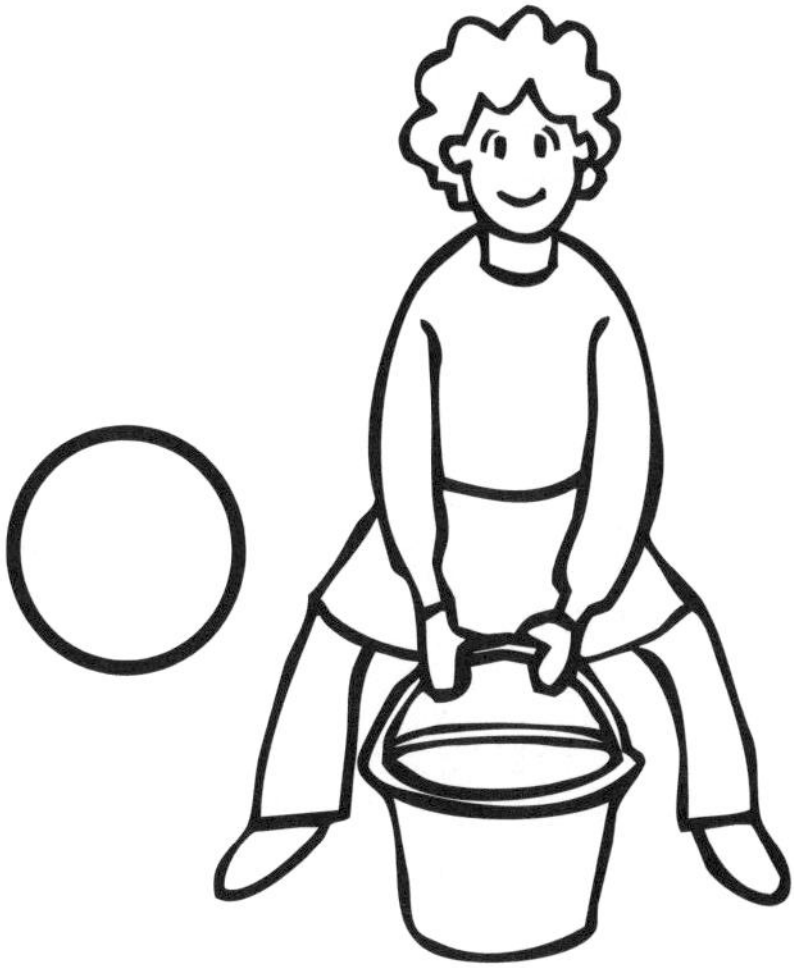

膝を曲げて腰を落とし上体を起こしたまま、「ぶら下げる」ように持ちあげる

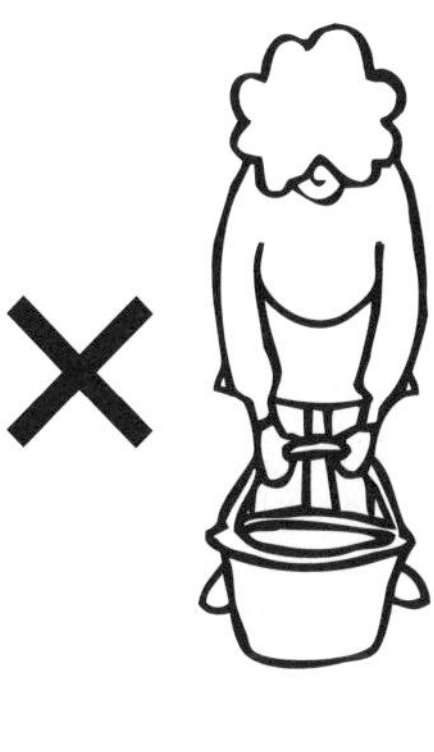

腰の位置を落とさずに重い荷物を持ちあげようとすると、背骨の一点に重さがかかり、ぎっくり腰の原因に。肩や腕にも必要以上の負荷がかかり、重く感じる。

と腰を痛めるので、できるだけ上体を起こした姿勢になるように、自分の立ち位置を調整するようにしましょう。足元から荷物の位置が離れすぎていると、どうしても身体が前のめりになってしまいます。

そして最後に、荷物を持つ腕はなるべくまっすぐ伸ばした状態を保つこと。荷物を骨格にぶら下げる感覚で荷物を持ちましょう。

肩や腕の筋肉に頼って荷物を持ちあげようとするよりも、腰を落として下半身全体の力を使って荷物を持ちあげたほうが、身体にも無理をかけず、より楽に持ちあげることができます。

●手提げのバッグを持つ

資料がたくさん入ったビジネスバッグを持っての出勤、スーパーでたくさん買い物をしてきた帰り道など、重い荷物を長時間手に提げて持ち歩いていると、肩や首に凝りや疲れを感じます。

重い荷物を持っているのだから、肩が凝るのはしかたない、と諦めている人も多い

●手提げのバッグを持つときのポイント

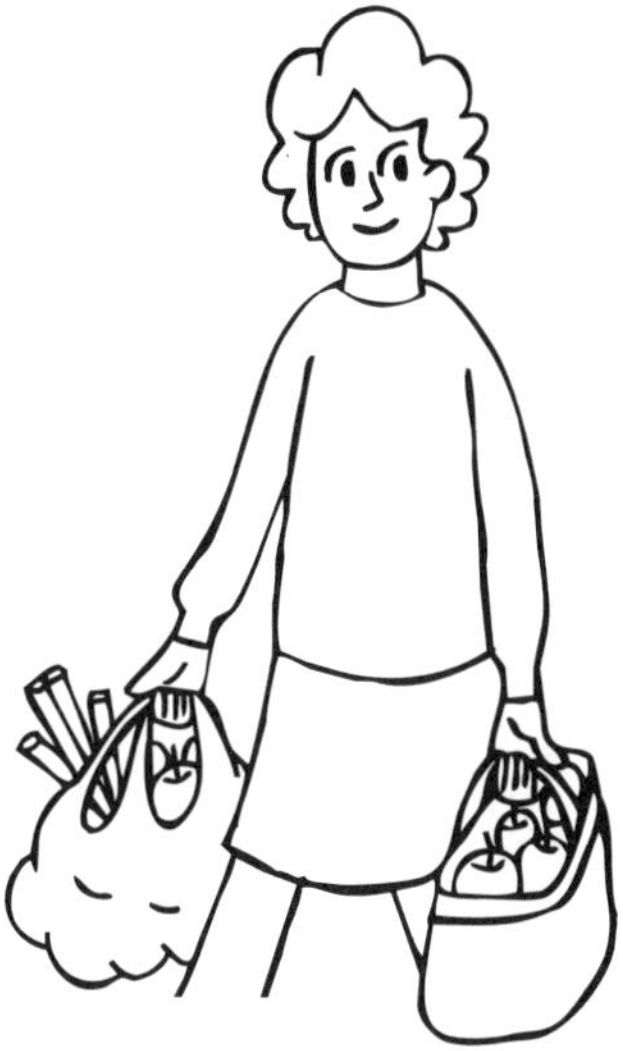

荷物は指先に「ひっかけ」て
骨格全体に「ぶら下げる」意識で

バッグは「握る」のでなく「ひっかける」

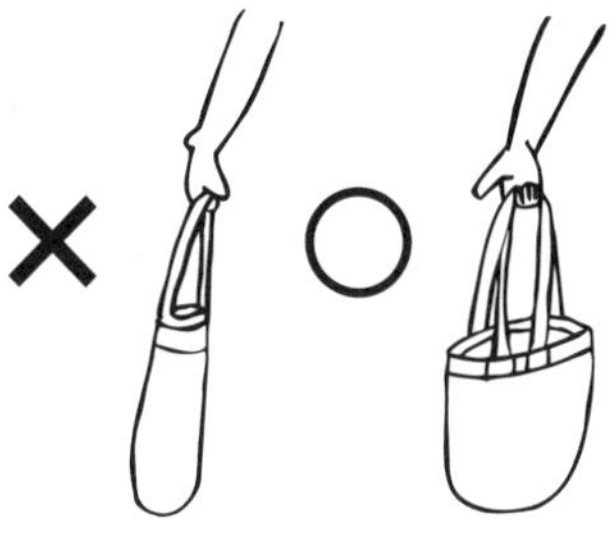

と思いますが、諦めるのはまだ早い。少し持ち方を工夫するだけで、肩や首に感じる凝りはかなり軽減させることができます。

手提げバッグや荷物がたくさん入った買い物のレジ袋を手にぶら下げて持つときは、肩や腕で荷物を「持ちあげる」のではなく、骨格で「ぶら下げる」という意識で持つのがポイントです。持ちあげようとする意識があると、どうしても肩と腕に変に力が入り、肩があがってしまいます。この力みが、肩や首の凝りの原因です。

さらに、バッグやレジ袋の取っ手はぎゅっと握りしめて持つのではなく、指先にただひっかけて吊るすほうが、余計な握力を使わずにすむので楽に荷物が持てます。

●床の拭き掃除をする

家族みんなが気持ちよく生活するためには、日々の家の掃除は欠かすことができません。掃除機などのおかげでだいぶ楽になったとはいわれますが、それでも掃除というのは非常な重労働です。

ですが、掃除も身体を使った動作であると考えれば、身体の使い方ひとつで、身体にかかる負担を減らし、疲れを軽減させることができます。

四つん這いの姿勢で床のぞうきんがけをするときや、お風呂場のタイルをブラシでこするときの身体の動かし方をちょっと思い出してみてください。

ぞうきんやブラシを持った手を四方八方に向けて、ゴシゴシと動かし、腕の力だけで掃除をしていないでしょうか。このとき、たいていは腰から下はあまり動かさず、上半身をひねりながら、あちこちに腕を伸ばしているのではないかと思います。

身体をひねる動きというのは、とても身体に疲れをためやすい動き方です。床のぞうきんがけをするようなときも、身体をひねらないように意識し、どこか1カ所に強い負荷がかからないようにやってみましょう。

また、腕の力だけで掃除をしようとすると、どうしても腕に疲労がたまってきてしまいます。ここでもやはり、大切なのは全身を使って作業することです。

ちょっと骨休め
④

「骨盤」の次は「肩甲骨」!?

　最近、肩こりに悩む中高年、美容や健康に敏感な若い女性に注目の「骨」があります。その逆三角形に近い形から、〝天使の羽根〟〝貝がら骨〟とも呼ばれる「肩甲骨」です。これまで、その仕組みや重要性についてあまり注目されてこなかった肩甲骨。肩甲骨ストレッチに肩甲骨ダイエット、肩甲骨サロン……まさに旬の「骨」です。

　背中に手を回すと触れることができる、逆三角形状の薄くて平らな一枚の骨。実はこの肩甲骨、腕や肋骨など他の骨とは直接つながっておらず、独立しています。筋肉の力に守られ、両肩下位置に「浮いている」デリケートな骨なのです。

　日常生活では意識的に動かして使う機会があまりないので、〝固まった状態〟になりやすく、背中をはじめ、身体全体の凝りや歪みを引き起こしがちです。まずは、腕を動かすたびに、肩甲骨の正しい位置を探ることから。意識して肩甲骨とその周りの筋肉をほぐし、その可動域を広げることで、徐々に歪みが正され、基礎代謝をあげることもできるといわれています。

第6章 骨への気づきが身体を変える、人生を変える

骨を意識すれば整体師いらずに

さて、「骨ナビ」を実際に体験してみていかがだったでしょうか。

筋肉重視のトレーニングやハードな運動をしなくても、身体をラクに動かすことで、凝りや痛みを和らげることができることを感じていただけたでしょうか。また、日常動作のちょっとした動きも、筋肉ではなく「骨を動かす感覚」で身体を動かせば、ラクに効率よく動かせることも理解できたのではないかと思います。

つまり、身体に負担の少ない、やさしい身体の使い方をするためのキーワード――それが「骨」なのです。

骨を意識して身体を動かすようにしていると、次第に、身体に負担が少なく、身体を痛めない上手な身体の使い方が身についていきます。これが体得できれば、もはや整体師いらず。なにせ、日常生活のなかで身体のバランスを自ら調整できるのですから。

本章では、「骨を動かす感覚」で身体を使うコツについてさらに詳しく見ていきます。

骨を意識した身体の使い方がいかに身体にメリットをもたらすかを知って、さらなる

「骨ナビ」名人になりましょう。

骨格をイメージできるようになろう

骨で身体を動かすコツをつかむために、ぜひとも知っておいてほしいことがもうひとつあります。

それは、自分の身体のどこにどんな骨があって、どこの関節はどんなふうに動くのか、ということ。つまりは、骨や関節のことをよく知っておいてほしいのです。

自分の「骨格マップ」が描けるように、とまでは言いません。おおよその骨の位置や、形を知っておくと、骨で身体を動かそうとするときに、大きなヒントとなります。

たとえば肩甲骨を動かすなら、それがどこにあって、どんな形をしていて、どんなふうに動くのか、ということをまず知ることが大切です。学校の理科室にあるような人間の骨格標本を、パッと頭に思い浮かべられるようになっていれば、まずまず合格ラインといえるでしょう。

できれば実際の骨格標本を一度見て、正確な骨格のイメージを持っておくといいですね。もちろん、図鑑などで詳細な骨格図を見るだけでも結構です。

そして、自分の骨を実際に触って、骨や関節の仕組みを確認しておくことも、骨を使って身体を動かそうとする際に、とても役立ちます。

がい骨になったつもりで身体を動かす

普通、身体を動かすときに、自分の骨を頭にイメージしながら身体を動かすことはないと思います。

しかし、身体の中には骨があるということを意識し、頭の中に骨格標本を思い浮かべられれば、「よし、身体のここにあるあの骨とあの骨を、あそこの関節を使って動かしてみよう」というように、自分の骨を動かす具体的なイメージを作ることができ、「骨を動かす」意識で身体を動かすことができるようになります。

まずは自分の身体を、人間と同じ箇所に、自由に動かせる関節がある精巧な人形だと思ってみてください。その人形に、いろいろなポーズをとらせて遊んでいるような感覚です。あるいは、自分が理科室の骨格標本のがい骨になったつもりで身体を動かしてもいいでしょう。

骨で身体を動かす感覚を別の言葉で説明すると、「〝ちょうどいいところ〟に、支柱としての骨を持っていく意識」ということもできます。

たとえば、テーブルの上のグラスを手にとるとき、腕をグラスに向かって伸ばしますね。このとき、最終的にどの位置まで腕を持っていくか、どこで腕を止めるかは、とても重要なことです。もし、腕の位置がグラスから離れすぎていたら、グラスはとれませんね。要するに、適切な場所、ちょうどいいところに腕を持っていかなければグラスを掴むことはできません。

「骨で身体を動かす感覚」とは、自分の腕というよりは、「自分の腕の骨」が「楽」と感じる「ちょうどいい場所」に移動させる、という感覚です。

もちろん、やっていることはふだん、私たちが何も意識せずに腕を動かしているのと同じです。ただ、腕を動かすときの意識をいつもと変えてやってみる、というだけのことです。

しかし、このように骨を動かすイメージで身体を動かすと、身体の動き方は微妙に変わってきます。

骨を意識せず、ただ普通に身体を動かそうとする場合、たいていは両腕・両脚の四肢しか動きません。胴体部分までが大きく動くことはほとんどありませんね。腕や脚が動けば、ほとんどの動作はこと足りてしまうのです。

実際、グラスをとろうとするときも、右腕だけがすっと動いて、腕以外の身体の部分はどこも動きません。

それを、あえて、「あのグラスをとるためには、どこの骨をどの位置に持っていけばいいだろう?」と、骨を意識して身体を動かしてみると、自然と腕以外の骨や関節まで動いてきます。

いつもと同じ感覚で普通にグラスに手を伸ばすのと、骨を動かす感覚でグラスに手を伸ばすのと、それぞれ実際に自分で試してみてください。骨を動かす感覚で手を伸ばすときは、先ほどと同じように、自分が骨格標本の骸骨になったつもりでやってみるといいでしょう。

さあ、実際に比較して、いかがでしたか。違いを感じることはできたでしょうか。骨を動かす感覚で右手を伸ばすと、骨をイメージしないで腕を伸ばしたときには動かなかった右の鎖骨や右肩まで動きませんでしたか。腕の骨を目的の場所まで動かそうと意識すると、自然と鎖骨や肩のあたりまでが動くのです。

骨を意識して、骨を動かすつもりで身体を動かすと、身体の各部分が、目的とする動作（今の実験の場合は、「グラスをとるために手を伸ばす」という動作）に対して適切な位置に自然と移動してくるものなのです。

骨を意識して動かすと、ひとつの作業をするために、体幹部（胴体部分）など、別の部位の骨まで協調して動くため、作業によって生じる負荷が、身体の広い範囲に分散されることになります。

グラスをとるために手を伸ばすという動作についていえば、ただ腕だけを動かすのに比べ、鎖骨や肩まで一緒に動かすことで、身体にかかる負荷は、腕だけでなく、体幹部にまで分散されたことになるのです。

もちろん、この動作は、身体にとってそれほど大きな負担になる動作ではないので、腕だけの力でとろうと、腕＋体幹の力でとろうと、さほど大きな違いは感じられないかもしれません。

しかし、この動作実験によって、身体の一部を使って作業するのと、身体の複数箇所を使って作業をするのとでは、前者では負荷が1カ所に集中し、後者では負荷が分散することがおわかりいただけたでしょう。また「骨」を意識して身体を動かすと、自然と体幹部までもがその作業をするのにふさわしい位置に動いてくるので、全身の力をうまく使って効率的に身体の力を出せるようになるということが、おわかりいただけたのではないかと思います。

腕力で持ちあげるのはケガのもと

それではひとつ、実際に、骨で身体を動かす感覚を実感しやすい実験をいくつかやってもらいましょう。

次の2つの動作を比較してもらうと、「ああ、こういうことか」と、骨で身体を動かす感覚の意味が理解できるかと思います。


目の前に大きな荷物があるとします。

自分の力でその荷物を持ちあげようとするとき、①と②のどちらの身体の使い方がより楽に荷物を持ちあげられる使い方だと思いますか？

①膝を伸ばしたまま、腕の力だけで荷物を上にあげる。
②膝を曲げ、腰を落として荷物を抱え持ち、そのまま上にまっすぐ立ちあがる。

どうでしょう？　どちらのやり方が楽でしたでしょうか。②のほうが身体に負担がなく、楽に持ちあげられたかと思います。
①は、腕の筋肉を使って荷物を持ちあげているのに対し、②は腰や背骨といった骨を

支柱として、身体全体をバランスよく使って荷物を持ちあげています。
①では、荷物の重さがすべて腕にかかるので、腕の筋肉や肘に集中的に大きな負荷がかかります。当然、肘を痛めるリスクも出ます。
一方、②は腰を落とすことで骨格が安定していますね。そのため、荷物の重さをうまく身体にのせて身体にかかる負荷を全身に分散することができています。ですから、身体の1カ所に負荷が集中することがありません。また、腕の力だけに頼らず、全身を使って作業しているので、①よりも荷物を軽く感じることもできます。

骨で身体を動かせば、ずっと元気でいられる

荷物を持ちあげる動作の例でもわかるように、骨を意識し、骨を使って器用に身体を動かすと、動作を格段に楽にこなせるようになります。

それは、「筋肉に負担がかからない、ちょうどいいところに支柱としての骨を持っていくように身体を動かす」という意識で身体を動かすと、身体のいろいろな部分が協調

して動くため、全身に負荷を分散することができるからだとお話ししました。負荷を全身にまんべんなく分散できれば、身体のどこか1カ所の筋肉に偏った負荷をかけることがなくなるので、動作を楽に行うことができるようになるのです。

この点について、少し詳しく説明してみましょう。

たとえば、ある運動をして100の負荷が身体にかかる場合、それが太ももの筋肉に集中してかかったら、太ももの筋肉は疲れ果ててしまいます。しかし、100の負荷が、身体中の100の部位にまんべんなく分散されれば、1カ所にかかる負荷の量はたったの1です。これなら、運動をしている本人も、身体に疲れや痛みが出て、つらいと感じることはなくなるでしょう。

また、骨で身体を動かそうとすると、自然と身体の各部の骨が、目的とする動作に対して最も適した位置に移動してくることを実感できると思います。これによって、身体のいろいろな場所が力を出しあうことになるので、身体の各部が出す力のひとつひとつはわずかでも、全体としては大きな力を出せることになります。

身体の各部がそれぞれ協調しあうことで、どこか1カ所の筋肉の力に頼らなくても、全身の力を効率的に集めて、身体の持つ最大限の力を発揮できる、ということです。

歳とともに筋力は衰えるので、立ったり、座ったりという動作もつらくなるものですが、骨を器用に使って身体を動かせば、筋力がなくても楽に立つ、座る、ができるようになったりもします。骨を意識した身体の動かし方を、お年寄りをはじめ、中高年以上の人に勧める理由は、こんなところにもあるのです。

最小の努力で最大の力を発揮できる——これが骨で身体を動かすという身体の使い方の大きなメリットです。

骨を意識すれば身体に無理なく楽に動ける

基本的にどんな動作をするのにも、「最適な身体のポジション」というものがあります。「最適な身体のポジション」というのは、要するに、いちばん労力を感じないで作業ができる楽な姿勢や体勢のことです。

身体を動かすときに骨を意識することで、身体の各部が「最適なポジション」へうまく移動でき、結果それが、身体に負担のない、いちばん楽な動き方となります。また、小さな力で最大の力を発揮し、効率的に動作を行うことができます。

さきほど、骨を意識して身体を動かすと、身体の各部が協調して動くので、負荷が分散されるといいましたが、それに加えて、身体の各部が、目的とする作業をするために「最適なポジション」に移動できることも、楽な動き方ができるための大きな要因となります。

ここで実際に、「立つ」という動作をしながら考えてみましょう。「立ちあがる」という意味ではなく、ただそこに「立っている」という状態の「立つ」です。

では、まずはいつも通り、普通にその場所にまっすぐ立ってみてください。

どうということはありませんね。恐らく、身体のどこにも力がかかってはいない感覚でしょう。

では、次に、普通に立っている姿勢から、下半身を伸ばしたまま、腰を折らずに身体全体を前に傾けてください。恐らく、10度も傾けたら前につんのめりそうになると思いますので、つんのめらないギリギリのところで、その姿勢をキープしてみましょう。

そのときに身体にはどのような負荷がかかっていますか？

つま先に体重がかかっていますね。膝は突っ張り、太ももの筋肉はプルプルしています。身体もフラフラして不安定な感じがしていることでしょう。

身体を傾けず、まっすぐ立っていたときに比べると、明らかに、身体にかかる負荷が増え、姿勢も安定せず、バランスも悪く感じたと思います。

普通にまっすぐ立っていたときの背骨のポジションは、骨盤の真上、地面に対して垂直の位置です。

一方、身体を傾けたときの背骨のポジションは、骨盤よりも前に傾いて、地面に対しても垂直の位置にはありません。

「立つ」という動作をするときの、「最適な身体のポジション」は前者ということになります。背骨が骨盤の真上にのっているときが、いちばん身体に負担がなく、楽な姿勢ということですね。身体が前につんのめらないようにと、一生懸命身体に力を入れてバランスをとる必要もないので、姿勢も安定してバランスもとれています。

「立つ」という動作をするとき、無意識のうちに、私たちは背骨を骨盤の真上の「ちょうどいい」位置に持ってきているのです。身体を傾けて立つのは、身体も疲れるし、安定性もよくありません。体が傾くような位置に背骨を持ってくるのは、立ち姿勢をとるためには、不適切な背骨の位置ということです。

このように、立つという動作ひとつをとっても、いちばんバランスのいい「最適な身体のポジション」というものがあります。

どんな動作をするにしても、常にいちばんバランスのいい身体のポジションで行うのが、身体にも負担にならず、楽に作業ができる必須条件です。

骨をしっかりと意識しながら身体を動かすことで、自然に「最適なポジション」に身体を収めることができるようになります。

骨で動けば楽に全身運動できる

全身運動は身体にいい、というのは定説です。筋トレのように、部分的な筋肉を鍛えるのと違い、「全身」をバランスよく鍛えられるのですから、全身運動は、身体のバランスを崩さない理想的な運動といえますね。

全身運動といえば、水泳やジョギング、ウォーキング、ヨガなどが思い浮かびます。しかし、意外に思われるかもしれませんが、こういった運動をすれば必ずそれが全身運動になっているかというと、実はそうでもありません。


ウォーキングを例にとってみましょう。

ウォーキングをするときは、腕を大きく前後に振って、歩幅を大きく……とよくいわれます。その字面だけをとって、それに忠実に身体を動かすと、動いているのは腕や足だけということになります。体幹部分が動いていません。

腕と足がいくら活発に動かされていても、体幹が固定されたままでは、全身運動とはいえません。


全身運動というからには、体幹部分も使われなければなりません。

体幹を使って体を動かすとは、体幹部にある骨（鎖骨や肩甲骨、骨盤周辺の骨など）

も使って身体を動かすことです。

腕を振って、と言われると、たいていの人は肩先から下の腕を振ります。これは、肩から下についているのが腕だと思い込んでいるからです。

しかし、実は肩先から下だけが腕なのではありません。

人間の骨格標本（33ページ参照）を見ると、腕の骨（上腕骨）は鎖骨や肩甲骨とユニットになっていることがわかります。

確かに表面的に見れば、腕と呼ばれる部位は肩先から先を思い浮かべますが、骨格で見た場合、上腕骨の延長上にある鎖骨もまた「腕」ととらえることができます。ですから、腕を動かそうと思ったら、鎖骨から動かすつもりで身体を動かすのが本来的なのです。上腕骨とつながっている肩甲骨についてもしかりです。

腕を動かすために、体幹にある骨を使って動かす――これが、体幹を使って体を動かすということです。

実際、鎖骨や肩甲骨まで使って腕を動かすと、腕は見違えるように大きく振れるようになります。

脚も腕と同じです。ただ足先を前へ前へと出すように歩くのではなく、骨盤を使って脚を運ぶというイメージで歩いてみましょう。

足先だけがちまちまと動くのではなく、体幹下部にある骨盤から脚の先までがダイナミックに動くのが感じられることでしょう。もちろん、歩幅だってグンと広くなります。

手足だけを動かしていても、それは全身運動にはなりません。体幹にある骨まで使って四肢を動かしてこそ、はじめて本当の意味での全身運動になるのです。

自分の体の骨格を知ると、腕ひとつ、脚ひとつの動かし方も変わってきますね。

先程も述べましたが、自分の身体のどこにどんな骨があるのか、おおまかにでも知っておくことはとても重要です。それがわかると、どこの骨に意識をおいて身体を使えば最も効率的に軽々と身体を動かせるかがわかってきます。

身体の余計な力が抜けて、パフォーマンス性もあがる

少し話が脇道にそれますが、野球やサッカー、ゴルフなど、スポーツの実況中継を聞いていると、よくこんな解説を耳にします。

「今のプレイはよかったですね。いい感じで力が抜けていました」

「力みのないフォームで、飛距離が延びました。ボールは一気にグリーンです」

「あぁ、残念。力が入りすぎてしまったようです。空振り三振に倒れました」

得てして、スポーツの世界で好プレイや好記録が出るときというのは、選手の身体に余計な力みがなく、身体は適度にリラックスしています。

競技スポーツを経験したことのある方ならわかると思いますが、精神的な緊張や、「よし、ここで絶対、得点につなげるぞ」という力みから、身体が固くなってしまうことはよくあることです。

身体が固くなるのは、実は、筋肉に力が入りすぎて固くなった状態なのですが、こう

なってしまうと、動きがぎくしゃくして効率的で効果的な動きができなくなってしまいます。

ここ一番というとき、人は誰でも自分の力を最大限に発揮しようと、全身の筋肉に力を入れて身構える傾向があります。

これは、最大の力を発揮するためには、筋肉の力を最大限に使わなければならないという思い込みが刷り込まれてしまっているからです。

むしろ、この思いが、身体をこわばらせて望んでもいない結果に導いてしまうことのほうが多いのですが……。

実は、最大限の力を発揮できるのは、腰が据わり、身体の芯にブレがないときです。要するに、骨があるべきところに収まり、身体のバランスがとれている状態ですね。

骨を意識して身体を使えば、筋肉には余計な力が入らないので、この状態を作ることはいともたやすくできるようになります。

山伏はなぜ1日60キロも歩いて疲れないのか？

ここまでに、骨を意識して身体を動かすことのメリットをいろいろと挙げてきましたが、最後に、それが、私のような「山伏」の健脚の秘密になっているというお話をしておきましょう。

はじめにも少しお話ししましたが、山伏は修行のために、険しい山道を1日に50キロ、60キロもの距離を歩き続けます。彼らは、その健脚を作るために、何か特別のトレーニングをしているわけではありません。

それでも山伏が、疲れ知らずで何十キロもの険しい山道を歩けるのは、まさに山伏が、骨を意識して身体を使い、全身の力をうまく利用して歩いているからです。

山伏は脚の筋肉の力を原動力にして歩くのではなく、体幹部にある骨盤を器用に動かすことで、身体が前へ前へと自然に出ていくような歩き方をしています。

できるだけ脚の筋肉を使わないよう、身体全体をうまく使って歩いているので、脚に疲れがたまりにくいのです。

疲れないということは、当然、長く歩くことを可能にします。

もちろん、山伏は疲れをためない歩き方のコツも知っています。実は、歩くために「最適なポジション」で身体を使っていたとしても、一日中同じ体勢で歩いていたら、必ず身体は疲れを感じてきます。山伏は、そのことをよく知っているので、身体に疲れが出る前に、前に運ぶ足の向きや歩幅を微妙に変えながら、こまめに歩き方に変化をつけながら進んでいるのです。

ひとつの歩き方をずっと続けるのではなく、フォームを変えつつ歩く、ということもまた、疲れ知らずで歩くコツなのです。

長く歩くためにわざわざ脚の筋肉を鍛えなくても、脚に負担が少ない疲れない歩き方、身体に故障が起きにくく痛みが出ない歩き方を習得すれば、自然と歩く距離も長くなるので、結果としては、運動量が増え、脚の筋肉も鍛えられることになります。

筋肉のみに注目して、鍛えることの危険性はさんざん述べてきましたが、「骨ナビ」は筋肉を正しく鍛える近道でもあったわけです。そのためには、まずは「骨」を意識すること。それが身体を無理なく、正しくバランスよく動かすコツです。

痛くない、ラクな「骨ナビ」で、ぜひ健康な身体を手に入れてください。

あとがき

私たちは、小さい頃より、親や学校の先生から「もっと速く走りなさい」「もっと頑張って歩きなさい」などと言われて育てられます。「もっと楽に走りなさい」「翌日に疲れが出ないように歩きなさい」という教えは受けてこなかったのではないでしょうか。

今年行われた東京マラソンは活況で、3万2000人ものランナーが参加したようですが、テレビの画面には、完走した喜びの裏側で、「膝が壊れそう！」「足が棒になって前に出ない！」等の悲鳴や関節の不調でリタイアされる方が映し出されていました。翌日、疲れを残さずに会社に出勤された方は、はたしてどれくらいいたでしょうか。

健康のために、マラソンやウォーキングをすることは素晴らしいことだと思います。ですが、長い人生を健康な身体で過ごすために、少し頭を切り替え、身体をがむしゃらに鍛える前に、「身体を壊さない」「翌日に疲れを残さない」歩き方や身体の使い方を身につけることをお勧めします。

本書では、私が提唱する「骨ナビ」の鍵となる、「骨、関節に意識を向けて、骨格のバランスを整え、痛みを起こさせない日常動作や姿勢の取り方」をご説明してきました。多くの事例や簡単な体操をご紹介しましたが、これまで「痛くても我慢して頑張る」「痛いのは効いている証拠」「筋肉痛を起こさせることが鍛錬」と思われてきた方には戸惑いがあったかもしれません。

ぜひ実践し、体感してみてください。「手ごたえ」という名を借りた「痛み」を伴わずして、身体がフッと楽になるという結果に、「どうして?」と笑いたくなることもあるでしょう。自分で自分の身体を整えるというのは、思っているより簡単なことなのです。

30歳のときに行われる同窓会では、身体の不具合に個人差はあまりありません。ところが、70歳の同窓会では、骨や関節の不調は十人十色で、元気な人とバランスの崩れた人との個人差は著しくなります。これは、40年間の個々人の生活習慣や身体の使い方の結果と言っていいでしょう。

骨や関節は、一度壊れると修復が大変です。なかには修復や完治が不可能のケースも多々あります。壊れるまで痛みや疲れをためず、身体が元気なうちに、日々調整をしていくことが大切です。

もちろん、骨や関節を調整する技術というのは、一朝一夕で習得できるものではありません。まずは骨や関節に意識を向けて、微妙な身体や動き方の変化に気づけるようになってくると、日々テクニックは向上していくと同時に、ほんのちょっとの調整に対して、きちんと反応し、不調を改善しやすい身体へと進化していきます。

昨今、ヨガをはじめ、私たちの先人たちが昔から実践してきた、東洋的な身体の鍛錬法や調整法に欧米人が着目し、西洋的な科学分析を加えて逆輸入される例が増えてきています。そろそろ、長い歴史のなかで受け継がれてきた東洋的な知恵を、私たち自らがもっと評価し、積極的に日常生活に取り入れていっては、と感じています。

今後も、本書では伝えきれていない部分の補足も兼ねて「骨ナビ」の講習会を開催し続け、より多くの方と交流しながら、元気で長生きするお手伝いができればと思っています。何よりも、参加された方から、「楽に動けるようになりました」「痛みがなくなりました」との声を頂けるのが最大の喜びです。

最後に、本書を出版してくださった、株式会社ワニプラスの壹岐編集長、ならびにご協力頂いた皆様に感謝するとともに、25年前に、「骨を学びなさい」と示唆してくださった故・佐藤美知子先生に本書を捧げます。

２０１０年3月

長谷川　智

ワニブックス【PLUS】新書　好評既刊ラインナップ

001
癌ノート ――米長流前立腺癌への最善手――
米長邦雄　監修・秋元哲夫
ISBN 978-4-8470-6002-1

2008年春、前立腺癌と診断された永世棋聖の著者が、手術、放射線療法、ホルモン療法などから選んだ最善手とは？　稀代の勝負師が、担当医の監修を得て「男の命」から尿漏れの心配までを書き尽くす。

003
大作家〝ろくでなし〟列伝
ISBN 978-4-8470-6004-5

010
最も危険な名作案内
ISBN 978-4-8470-6009-0

015
福田和也の超実践的「文章教室」
福田和也
ISBN 978-4-8470-6010-6

現代最高の文芸評論家による文芸と人生の入門シリーズ3部作。人生の困難を名作文学と重ね合わせ、大作家の破天荒な生き方に学ぶ『大作家〝ろくでなし〟列伝』。成熟への道程を古今東西の小説主人公に求める『最も危険な名作案内』。ブログ～ツイッター隆盛時代の文章上達法を人気作家たちのプロ技の秘訣から説く『超実践的「文章教室」』。

005
なぜド素人経営者の焼肉屋は繁盛したのか？
たむらけんじ
ISBN 978-4-8470-6501-9

ある日突然、焼肉屋のオーナーとなった芸人・たむらけんじが提案する会社でも役立つ繁盛哲学。不況の今、求められるのは既存の概念よりも、常識を打ち破る斬新な逆転発想だ！

006
笑って死ねる病院
テレビ金沢
ISBN 978-4-8470-6502-6

死期が迫る患者にそのことを宣告した時、家族はどんなことし、病院は何をしてあげられるのか？　日本の末期医療の在り方を、6人の終末期患者と、金沢市の城北病院の取り組みを通して考える!!

009
なぜヨガをやる女性はスッピンでも美しいのか
山本邦子
ISBN 978-4-8470-6006-9

3週間、続ければ新しい心と身体に生まれ変わる！　プロゴルファーやメジャーリーガーなどの超一流アスリートにヨガ指導する著者だからこそ正しく語れる心のすっぴん、ヘルシーライフバランスとは？　初心者も安心して始められるポーズ満載！

013
「ロードサイドのハイエナ」流 コスト1/5のムダ0《ゼロ》経営術
井戸 実
ISBN978-4-8470-6506-4

起業3年で60店舗以上を展開し、驚異的な成長を続けるエムグラントフードサービス。「ロードサイドのハイエナ」と異名をとる社長が、あらゆるビジネスに通じる勝利の経営術を説く！

014
癌では死なない
稲田芳弘　鶴見隆史　松野哲也
ISBN978-4-8470-6507-1

「手術・抗癌剤・放射線療法の三大療法では、癌は根治しない！」と語るドクターとジャーナリストが、自らの癌治療経験も踏まえて語る現代医療の現実と真の癌療法とは⁉

016
脳に効くことわざ
吉村達也
ISBN978-4-8470-6011-3

先人の知恵が凝縮した「ことわざ」は、大脳を活性化するソフトフェアだ！　先行き不透明なニッポンで、今我々に必要な即断即決の力を「ことわざ」の潜在能力に発見する、老若男女必携の書。

018
優雅の条件
加藤和彦
ISBN978-4-8470-6013-7

音楽家として常に時代の先端を走り続けた一流の粋人が遺したスタイリッシュな名エッセイ。料理、ファッション、旅、男と女……。生活のすべての場面を楽しむための大人の知恵が溢れた永久保存版。

019
法律カバチ!!
田島 隆
ISBN978-4-8470-6508-8

大人気マンガ『特上カバチ！』の原作者による暮らしの法律百科。借金や失業、相続、男女問題など、日常生活にひそむ法律トラブルを解決するためのヒント満載の一冊。

020
中継ぎ力
与田 剛
ISBN978-4-8470-6509-5

「人生にも中継ぎ力が必要だ！」――NHKプロ野球解説者・与田剛が綴る人生における〝中継ぎ力〟とは⁉　栄光と挫折を知る著者がプロ野球と人生の共通点を探りつつ、サラリーマンへエールを送る。

『関節が10歳若返る「骨ナビ」健康法』

膝痛・腰痛・肩痛が嘘みたいに消える！

著者　長谷川　智

2010年4月25日　初版発行

長谷川 智（はせがわ・さとし）
1957年新潟県生まれ。山伏であり、ヨガ・瞑想行法・滝行指導者。桐朋学園大学講師。筑波大学大学院卒業後、約30年にわたり、ヨガ、古武道、さまざまなボディワークによる健康、運動機能向上を研究。羽黒派古修験道先達（二十度位）で、現役の山伏として滝行などの山岳修行を著名人、一般人に指南している。著書に『腰、肩、ひざ 骨ナビ体操で、もう痛くない』。

発行者　佐藤俊彦
発行所　株式会社ワニ・プラス
〒150-8482
東京都渋谷区恵比寿4-4-9　えびす大黒ビル7F
電話　03-5449-2171（編集）
発売元　株式会社ワニブックス
〒150-8482
東京都渋谷区恵比寿4-4-9　えびす大黒ビル
電話　03-5449-2711（代表）
振替　00160-1-157086

装丁　スタジオ・ギブ　小栗山雄司
編集　清水浩　森岡その子（株式会社シーオーツー）

印刷・製本所　大日本印刷株式会社
DTP　株式会社オノ・エーワン

ISBN　978-4-8470-6016-8
ワニブックス【PLUS】新書　http://www.wani-shinsho.com